Treinamento de Atenção e Memória na Esquizofrenia

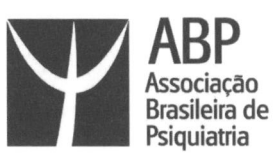
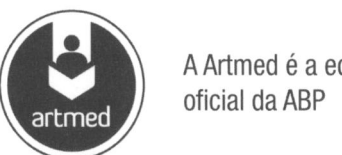

A Artmed é a editora oficial da ABP

Nota: A medicina é uma ciência em constante evolução. À medida que novas pesquisas e a experiência clínica ampliam o nosso conhecimento, são necessárias modificações no tratamento e na farmacoterapia. Os organizadores/coautores desta obra consultaram as fontes consideradas confiáveis, num esforço para oferecer informações completas e, geralmente, de acordo com os padrões aceitos à época da publicação. Entretanto, tendo em vista a possibilidade de falha humana ou de alterações nas ciências médicas, os leitores devem confirmar estas informações com outras fontes. Por exemplo, e em particular, os leitores são aconselhados a conferir a bula de qualquer medicamento que pretendam administrar, para se certificar de que a informação contida neste livro está correta e de que não houve alteração na dose recomendada nem nas contraindicações para o seu uso. Essa recomendação é particularmente importante em relação a medicamentos novos ou raramente usados.

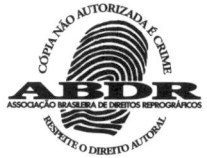

P814t   Pontes, Livia Maria Martins
        Treinamento de atenção e memória na esquizofrenia : um manual prático / Livia Maria Martins Pontes, Helio Elkis. – Porto Alegre : Artmed, 2013.
        160 p. ; 21 cm.

        ISBN 978-85-65852-12-8

        1. Psiquiatria. 2. Esquizofrenia. 3. Distúrbios da atenção e memória. I. Elkis, Helio. II. Título.

CDU 616.895.8-008.47

Catalogação na publicação: Ana Paula M. Magnus – CRB 10/2052

Treinamento de Atenção e Memória na Esquizofrenia

Um Manual Prático

Livia Maria Martins Pontes
Helio Elkis

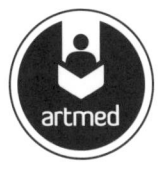

2013

© Artmed Editora Ltda., 2013

Capa
Maurício Pamplona

Foto da capa
Livia Maria Martins Pontes

Preparação do original
Henrique Ortiz Garcia

Leitura final
Amanda Zampieri

Coordenadora editorial – Biociências
Cláudia Bittencourt

Gerente editorial
Letícia Bispo de Lima

Projeto e editoração
Armazém Digital® Editoração Eletrônica – Roberto Carlos Moreira Vieira

Reservados todos os direitos de publicação à
ARTMED EDITORA LTDA., uma empresa do GRUPO A EDUCAÇÃO S.A.
Av. Jerônimo de Ornelas, 670 – Santana
90040-340 – Porto Alegre, RS
Fone: (51) 3027-7000 Fax: (51) 3027-7070

É proibida a duplicação ou reprodução deste volume, no todo ou em parte, sob quaisquer formas ou por quaisquer meios (eletrônico, mecânico, gravação, fotocópia, distribuição na Web e outros), sem permissão expressa da Editora.

SÃO PAULO
Av. Embaixador Macedo Soares, 10.735 – Pavilhão 5
Cond. Espace Center – Vila Anastácio
05095-035 – São Paulo, SP
Fone: (11) 3665-1100 Fax: (11) 3667-1333

SAC 0800 703-3444 – www.grupoa.com.br

IMPRESSO NO BRASIL
PRINTED IN BRAZIL

A Julio Portella Püschel
L.M.M.P.

A minha família, meus mestres, meus alunos
e aos pacientes portadores de esquizofrenia.
H.E.

Agradecimentos

A meus pais, Antonio Carlos e Ana Maria,
que me ensinaram o prazer dos estudos.

A minhas irmãs, Andrea e Ana Carolina,
amigas e incentivadoras.

A Sonia e Claudio Püschel,
grandes fontes de apoio.

A Professora Dra. Cibele Freire Santoro,
que me iniciou no mundo da pesquisa acadêmica.

A meus pacientes, fonte de inspiração e principal estímulo
para meu constante desenvolvimento profissional.

L.M.M.P.

Aos membros e pacientes do Programa de
Esquizofrenia (Projesq) do Instituto de Psiquiatria da
Faculdade de Medicina da Universidade de São Paulo.

H.E.

Autores

Livia Maria Martins Pontes

Psicóloga Clínica, Neuropsicóloga, Terapeuta Cognitivo-comportamental. Mestre pela Faculdade de Medicina da Universidade de São Paulo (USP). Chartered Psychologist pela British Psychological Society.

Helio Elkis

Professor Associado (Livre Docente) do Departamento de Psiquiatria da Faculdade de Medicina da Universidade de São Paulo (USP). Coordenador do Programa de Esquizofrenia (Projesq) do Instituto de Psiquiatria do Hospital das Clínicas da Faculdade de Medicina da USP. Membro do International Psycopharmacology Algorithm Project. Membro da Schizophrenia International Research Society.

Sumário

Introdução 13

1. As alterações cognitivas da esquizofrenia 23
2. Os déficits de atenção e memória na esquizofrenia 31
3. Déficits cognitivos e prejuízos funcionais: o que tratar e por que tratar? 37
4. Medicação e cognição 51
5. Treino cognitivo: como montar e avaliar um programa de tratamento 61
6. A reabilitação neuropsicológica na esquizofrenia 79
7. O treinamento de atenção e memória na esquizofrenia: racional teórica e modo de usar 95
8. O treino de atenção: atividades práticas e aplicação 103
9. O treino de memória: atividades práticas e aplicação 121
10. Considerações finais 141

Referências 145
Índice 157

Introdução

A esquizofrenia é, provavelmente, a doença psiquiátrica mais grave e limitante. Diversos transtornos são classificados sob a categoria esquizofrenia, sendo que a *Classificação internacional de doenças*[1] cita, como as principais características dos transtornos esquizofrênicos: distorções fundamentais e características do pensamento e da percepção, afeto inadequado ou embotado, possibilidade de déficits cognitivos e uma vasta gama de outros sintomas que podem estar presentes, como delírios, alucinações, ambivalência e perturbação da volição (inércia, negativismo ou estupor). As maneiras pelas quais os sintomas podem se combinar são tão variadas e complicadas quanto a própria doença.[2] Os primeiros sintomas da esquizofrenia podem apresentar-se de maneira aguda (repentina e intensa) ou insidiosa (lenta e progressiva), e seu curso é bastante variável.

Os sintomas característicos da esquizofrenia podem ser agrupados em cinco dimensões: positiva ou psicótica; de desorganização; negativa; de ansiedade e depressão; e cognitiva. Os sintomas psicóticos ou positivos são representados pelos delírios e as alucinações; os sintomas de desorganização, pela desorganização do pensamento e pelo comportamento bizarro; os sintomas negativos, pelo afeto embotado, pela alogia (diminuição do fluxo verbal) e pelo déficit da volição; os sintomas de ansiedade e depressão, pelos sintomas de mesmo nome; e os sintomas cognitivos, foco deste livro, caracterizam-se por deficiências nas esferas da memória, da atenção, da capacidade de raciocínio abstrato e de execução.[3]

Desses sintomas, os mais conhecidos são os sintomas positivos e negativos. De modo simples, pode-se dizer que os sintomas positivos seriam assim denominados porque exacerbam aspectos da experiência psíquica normal (i. e., delírios e alucinações), enquanto os sintomas negativos representam diminuição de aspectos dessa experiência psíquica (i. e., isolamento social, dificuldade de expressar emoções, pouca comunicação verbal, dificuldade para iniciar uma atividade, baixa motivação).[4]

Os delírios são crenças ou ideias errôneas ou distorcidas, muito fortes e difíceis de serem contestadas mesmo com dados da realidade. Um delírio muito comum presente na esquizofrenia é o de perseguição (ou persecutório). A pessoa acredita estar sendo perseguida por alguém (ou várias pessoas) que quer lhe fazer mal, prejudicá-la de algum modo ou mesmo matá-la. Também podem estar presentes delírios bizarros, como acreditar que está sendo controlado por extraterrestres, ou delírios de identidade, como acreditar que é outra pessoa (p. ex., Jesus Cristo).

As alucinações são distorções sensoriais que podem ocorrer em relação a qualquer órgão dos sentidos. As mais comuns são as auditivas (ouvir vozes). No entanto, alucinações visuais (ver pessoas, objetos, etc.), táteis (sensações corporais), olfativas (sentir cheiros) e gustativas (sentir gostos estranhos na boca) também podem fazer parte do quadro. Nas alucinações auditivas, o conteúdo das vozes costuma ser muito negativo, com humilhações, xingamentos, deboches e repreensões. O paciente pode, ainda, ouvir vozes de comando (que dão ordens) e vozes conversando entre si. Podem ser vozes de pessoas conhecidas ou desconhecidas, claramente compreensíveis ou apenas murmúrios incompreensíveis.

A *Classificação internacional de doenças*[1] refere ainda a presença de sintomas cognitivos, isto é, dificuldades de pensamento, linguagem, percepção, atenção, memória e funções executivas (planejamento e organização de planos e atividades).

Nenhum sintoma isolado pode ser considerado sinal do transtorno; é necessária a presença de uma série de sintomas, e o diagnóstico requer, além disso, dados de uma detalhada entrevista clínica,[5] podendo ser necessário mais de uma consulta para que seja feito. Os sintomas devem estar presentes por ao menos seis meses, incluindo um mês com sintomas da fase ativa, isto é: delírios, alucinações, discurso desorganizado, comportamento amplamente desorganizado ou catatônico e sintomas negativos.[6]

Estudos apontaram que a esquizofrenia tem uma incidência relativamente baixa na população em geral (de 0,17 a 0,57 por mil), uma prevalência relativamente alta (de 2,4 a 6,7 por mil) e uma prevalência ao longo da vida na região de 1%, variando de 0,38 a 1,87%.[2] Uma taxa de prevalência similar foi encontrada no Brasil (5/1.000), sendo que, em São Paulo, a taxa de prevalência-vida é de 1,9% para psicoses não afetivas (1,7% dos casos ocorrendo na população masculina e 2%, na feminina).[7] Segundo outros estudos, a prevalência anual de esquizofrenia em São Paulo pode variar de 6 por mil habitantes[8] a 8 por mil habitantes.[9] É comum que a doença se manifeste no início da vida adulta e diminua de frequência fora do intervalo dos 20 aos 35 anos de idade. Homens e mulheres são afetados igualmente, mas há diferença na distribuição da idade, sendo que o pico de início para as mulheres é de 5 a 10 anos mais tarde do que para os homens.[2]

CAUSAS

Apesar do grande número de pesquisas conduzidas, até hoje não se descobriu uma causa exata para a esquizofrenia. Estudos variados têm tentado identificar cromossomos candidatos à doença, mas ainda não há um consenso estabelecido.[5] Desses estudos, muitos apontam um maior risco de ocorrência da esquizofrenia em parentes de pacientes com o transtorno; tal risco depende do grau de parentesco, sendo maior em parentes de primeiro grau; Louzã Neto e Elkis[5] revisaram estudos recentes (últimos 20 anos) com gêmeos e alguns estudos com filhos adotivos a fim de investigar a influência genética e ambiental sobre o desenvolvimento da doença, encontraram taxas de concordância para gêmeos monozigóticos que variavam entre 31 e 79%, e, para dizigóticos, entre 6 e 27%. Os autores ressaltam que os dados relativos aos primeiros podem estar subestimados, pois, ainda que um gêmeo não apresentasse a doença no momento da avaliação, poderia vir a apresentá-la no futuro. Tal investigação indica, portanto, a presença da influência genética no desenvolvimento da esquizofrenia. Os estudos com filhos adotivos, por sua vez, mostraram taxas maiores de desenvolvimento da doença quando os parentes genéticos (pais biológicos) a apresentavam, indicando que o componente genético tem mais influência em seu desenvolvimento do que o ambiental. De fato, estudos com crianças que não apresentavam a doença e foram adotadas por pais que vieram a desenvolvê-la também indicam que a convivência com uma pessoa afetada pela esquizofrenia não aumenta o risco de apresentá-la.

As duas hipóteses etiológicas mais aceitas atualmente, aliás complementares, são a do neurodesenvolvimento e a da neurodegeneração.[5] Para Lishman,[10] apesar de a teoria do neurodesenvolvimento não ser aplicável a todos os casos, ela explica em grande parte o desenvolvimento da doença, especialmente nos casos com início precoce. Essa teoria postula que o mecanismo subjacente às alterações do sistema nervoso central (SNC) está presente no início do desenvolvimento desse sistema (no embrião, ainda nos primeiros meses de vida), já que não se constatam glioses.* Dificuldades na gravidez, como exposição da gestante a viroses, infecções e sangramentos, bem como complicações no parto parecem estar relacionadas à esquizofrenia. As alterações do SNC também poderiam ser produto de influências genéticas e padrões anormais de migração neuronal.[5,10] Outro dado que corrobora a hipótese do neurodesenvolvimento é o fato de que os pacientes com esquizofrenia apresentam dificuldades de adaptação psicossocial (ou seja, de comunicação e integração social) já na infância e na adolescência, e o adequado desenvolvimento dessas habilidades depende do desenvolvimento saudável de determinados aspectos do SNC.[5] Essas lesões no SNC levariam de 15 a 20 anos para se manifestar, pois precisam interagir com os processos maturacionais normais do cérebro para que seu verdadeiro impacto se revele[10].

Assim, o início dos sintomas ocorreria quando a maturação cerebral alcança um estágio crítico, no qual regiões afetadas neurologicamente são solicitadas para o desenvolvimento normal. Intensificando o quadro, a presença de estressores (p. ex., eventos da vida ou uso de maconha) e a ausência de fatores protetores (a presença de uma família calma e não crítica) podem interagir com os fatores psicológicos e cognitivos desse neurodesenvolvimento anormal para desencadear o surgimento de sintomas psicóticos. Quanto maiores os fatores de vulnerabilidade, menos fatores de risco são necessários para o desenvolvimento dos sintomas.[11]

Por sua vez, a hipótese da neurodegeneração sugere que um processo neurodegenerativo ocorre nos primeiros anos de desenvolvimento da doença (redução do volume cerebral, da substância cinzenta e do hipocampo e alargamento dos ventrículos laterais). Essa hipótese tem sido confirmada por estudos de seguimento com ressonância magnética após o primeiro surto psicótico.[5]

Evidências recentes parecem indicar que um processo neurodegenerativo pode ocorrer em indivíduos portadores de esquizofrenia

---

* *Grosso modo*, gliose é uma cicatriz encontrada na substância branca do cérebro. Trata-se de uma alteração que pode ser causada pelos mais diversos acometimentos ao cérebro. No entanto, quando uma alteração ou lesão cerebral ocorre em um estágio muito inicial do desenvolvimento do SNC, não são encontradas glioses.

com mais de 65 anos. Idosos com história de longos períodos de internação apresentam dificuldades cognitivas significativas, o que sugere um declínio cognitivo. Diversos estudos longitudinais indicaram que uma pequena proporção de pacientes idosos com esquizofrenia experiencia um declínio cognitivo global que excede o que seria esperado como parte do envelhecimento saudável. Fatores associados a tal declínio incluiriam, também, baixos níveis de escolarização e mais sintomas positivos.[11] Ainda assim, 73% dos idosos com esquizofrenia conseguem manter uma vida independente, indicando que as dificuldades cognitivas não são, necessariamente, um impedimento à manutenção de um grau razoável de funcionamento.[12] Um programa de treino cognitivo pode funcionar como um fator protetor ao declínio da cognição, assim como ocorre em processos demenciais.[11]

ALTERAÇÕES NEUROANATÔMICAS

Alterações estruturais cerebrais, como dilatação ventricular e atrofia cortical, foram observadas a partir de 1920 em cérebros de pacientes portadores de esquizofrenia, por meio de técnicas de pneumoencefalografia, sendo posteriormente confirmadas por tomografia computadorizada. O achado mais replicado em pacientes com esquizofrenia é o alargamento do sistema ventricular, sobretudo dos ventrículos laterais e do terceiro ventrículo, quando comparados com controles saudáveis. Esse alargamento ventricular já pode ser observado em crianças e adolescentes,[13] representando um argumento a favor da hipótese do neurodesenvolvimento da esquizofrenia. No entanto, a dilatação ventricular pode ser observada em pacientes com transtornos do humor.[14]

São frequentes também as reduções do volume cerebral total e da substância cinzenta cerebral. Reduções volumétricas em regiões como córtex frontal, amígdala, cíngulo, hipocampo e giro para-hipocampal, regiões mesiais do lobo temporal e giro temporal superior foram consistentemente replicadas em estudos de pacientes com esquizofrenia, ganhando suporte também de metanálises.[14,15]

Algumas dessas anormalidades, principalmente alargamento de ventrículos e reduções de volume cerebral total e hipocampo, já estão presentes em pacientes no primeiro episódio e também podem ser encontradas em familiares não afetados. O início precoce da esquizofrenia aparentemente está associado a alterações anatômicas semelhantes, porém com maior nível de gravidade.

Uma metanálise evidenciou redução dos volumes cerebrais que ocorre antes e depois de o cérebro atingir seu volume máximo. Alterações cerebrais, sobretudo dilatação ventricular, progridem em um subgrupo de pacientes, em contraposição à ideia de que as anormalidades seriam estáticas, ou seja, originadas exclusivamente no neurodesenvolvimento, fornecendo evidências que mostram que a esquizofrenia é um transtorno psiquiátrico associado a alterações tanto do neurodesenvolvimento como neurodegenerativas.[15]

COGNIÇÃO

O funcionamento cognitivo prejudicado na esquizofrenia já havia sido reconhecido por Kraepelin[16] e Bleuler,[17] nas primeiras descrições do transtorno. De fato, a denominação inicial deste transtorno era "demência precoce", pois se acreditava que era um processo degenerativo que acometia pessoas jovens.[16] As dificuldades cognitivas podem aparecer desde as primeiras manifestações da esquizofrenia ou mesmo antes do início dos sintomas (com antecedência de 10 a 15 anos), além de estar presentes em irmãos não afetados pela doença.[18,19] Ainda assim, há evidência de que um número razoável de pacientes (entre 23 e 27,5%) apresenta funcionamento cognitivo normal, vinculado a fatores como capacidade de compensação cognitiva, menos sintomas negativos e extrapiramidais, menor uso de medicação anticolinérgica, menor probabilidade de internação psiquiátrica recente, maior idade na primeira hospitalização, melhor socialização, melhores habilidades pré-mórbidas e identificação com o subtipo paranoide. Nesse sentido, o prejuízo cognitivo não pode ser considerado uma característica definidora da esquizofrenia. Ainda assim, é importante ressaltar que os pacientes com desempenho neuropsicológico normal apresentam desempenho geral inferior ao de controles saudáveis, sendo encontrados déficits em abstração, funcionamento executivo, velocidade motora e graus inferiores de obtenção educacional.[20,21] Estima-se que de 40 a 60% dos indivíduos portadores de esquizofrenia apresentem déficits cognitivos. Essas alterações parecem relativamente estáveis, com pequena progressão ao longo do curso da doença.[22]

Os principais déficits cognitivos encontram-se nos âmbitos da atenção, da memória (verbal, não verbal e de trabalho), da habilidade visuoespacial, da fluência verbal e não verbal e das funções executivas; verifica-se, além disso, um baixo desempenho em avaliações do quociente de inteligência. Também foram descritas alterações na coordenação motora simples e complexa e déficits de linguagem expressiva e receptiva, ainda que esses prejuízos tenham sido considerados secundários às alterações na atenção, na memória e nas funções executivas.[22,23] Dado o papel essencial que as funções cognitivas desempenham, possibilitando o desenvolvimento das atividades diárias de maneira minimamente organizada, é fácil imaginar o profundo impacto que prejuízos nessas funções podem trazer para o funcionamento cotidiano desses pacientes.

TRATAMENTO

Já está bem estabelecido que os antipsicóticos representam a base do tratamento da esquizofrenia. No entanto, evidências provenientes de revisões sistemáticas e metanálises mostram que a inclusão de terapêuticas como psicoterapia, treino de habilidades sociais, psicoeducação, terapia ocupacional e reabilitação neuropsicológica favorece melhores desfechos.[3]

Em apoio a essa recomendação, uma metanálise recente, envolvendo 40 estudos, demonstrou que a remediação cognitiva é eficaz no tratamento da esquizofrenia.[25] Recentemente, a American Psychological Association (APA) recomendou a remediação cognitiva (sinônimo de treino cognitivo ou reabilitação cognitiva) como um componente-chave do tratamento de pessoas com doenças mentais graves.[14]

O treino ou reabilitação cognitiva mostra-se ainda mais necessário quando se consideram os custos implicados na esquizofrenia. Segundo Harvey e Sharma,[26] a esquizofrenia é a mais cara doença psiquiátrica e uma das mais caras em termos de custos de saúde totais, com os portadores do transtorno utilizando uma enorme gama de serviços de saúde. Apesar de a esquizofrenia afetar menos pessoas em comparação com outros transtornos mentais, as taxas de institucionalização e hospitalização são relativamente altas e as perdas de produtividade desses pacientes também são elevadas. Leitão e colaboradores,[27] em estudo em que estimaram o custo direto da esquizofrenia para o setor público no Estado de São Paulo, concluíram que o custo direto total da doença foi de R$ 222 milhões, correspondendo a 2,2% do total de gastos em saúde do Estado. Desse montante, 11% foram destinados ao tratamento ambulatorial e 79,2%, às internações psiquiátricas.

Muitos desses pacientes não conseguem se colocar profissionalmente ou manter-se empregados e acabam por solicitar aposentadoria por invalidez em idades bem precoces. Tudo isso acarreta custos tanto aos sistemas de saúde e previdenciário como às próprias famílias. Soares e Menezes[28] estimaram o impacto econômico das despesas com o tratamento nas famílias de pacientes com psicoses funcionais em um custo mensal médio de R$ 201,00. O quadro era agravado pelo fato de esses pacientes não poderem contribuir para a renda familiar. Para Nomura e colaboradores (p. 540),[29] "a reabilitação neuropsicológica pode ser utilizada para todos aqueles que sofreram perdas nas funções cognitivas ou que não as desenvolveram, independentemente de sua natureza". Assim, indivíduos com distúrbios neurológicos, transtornos psiquiátricos, distúrbios devido ao envelhecimento ou transtornos do desenvolvimento podem obter ganhos com um programa de reabilitação neuropsicológica.

Apesar de haver uma quantidade significativa de estudos sobre a reabilitação cognitiva e/ou neuropsicológica em pacientes com esquizofrenia, os resultados encontrados são bastante variados: alguns apontam para melhora nas funções reabilitadas, outros não indicam ganhos após o tratamento, e outros, ainda, questionam a generalização dos ganhos obtidos para situações de vida diária.

Alguns programas específicos foram criados para a reabilitação neuropsicológica de pacientes com esquizofrenia, como a Terapia Psicológica Integrada,[30] a Terapia para Melhora Cognitiva,[31] a Terapia para Melhora Neurocognitiva,[32] a Terapia de Remediação Cognitiva[33] e o Treinamento de Processos Atencionais,[34] entre outros. As funções escolhidas como alvo da reabilitação, o tempo de duração e a frequência do treinamento, a utilização ou não de programas computadorizados e os instrumentos de avaliação variam bastante de um estudo para outro. Apesar de os resultados ainda se mostrarem inconsistentes, muitos deles são favoráveis.

O objetivo inicial deste livro é disseminar conhecimento sobre as dificuldades cognitivas na esquizofrenia, apresentando informações sobre os fatores que podem interferir na cognição e o impacto dessas dificuldades na vida dos pacientes. Em seguida, são apresentados fatos sobre o processo de elaboração de um programa de treino cognitivo, desde seu planejamento inicial, incluindo os cuidados ao se preparar um programa de tratamento, instrumentos de avaliação para se medirem as dificuldades do paciente, como mensurar os resultados do tratamento e particularidades em relação ao tratamento de pacientes com esquizofrenia. Por fim, é apresentado um programa de tratamento de treino de atenção e memória, com exemplos de atividades práticas.

As atividades de treino foram elaboradas de forma que fossem utilizados materiais simples, de baixo custo, facilmente acessíveis e não computadorizados. Apesar de as atividades terem sido concebidas em função do paciente com esquizofrenia, elas podem ser adaptadas e utilizadas para os mais diversos transtornos psiquiátricos e distúrbios neurológicos que incluam sintomas de dificuldades de atenção e memória. O programa pode ser aplicado individualmente ou em grupos de pacientes, em consultórios particulares e mesmo no sistema de saúde público, já que não é necessário um grande investimento financeiro para a sua montagem.

Profissionais e estudantes que trabalham ou têm interesse na área de treino cognitivo se queixam da dificuldade em encontrar descrições de atividades práticas de treino. Assim, espera-se que este livro contribua para preencher essa lacuna, e que também seja atraente para aqueles profissionais e estudantes da área da saúde que trabalham com outros tipos de pacientes, além de portadores de esquizofrenia.

# 1

As alterações cognitivas da esquizofrenia

As primeiras descrições da esquizofrenia foram feitas por Emil Kraepelin, um influente psiquiatra alemão, e Eugen Bleuler, seu colega suíço. Kraepelin, considerado o primeiro médico a descrever os sintomas da esquizofrenia, denominou esse transtorno de demência precoce (*dementia praecox*) em 1896, por acreditar tratar-se de uma condição primariamente cognitiva, com início no começo da vida adulta e progressivo declínio funcional e intelectual. Ele descreveu prejuízos nos âmbitos da atenção, memória, motivação, aprendizagem, resolução de problemas e outras habilidades cognitivas, bem como no funcionamento social e nas habilidades de vida independente e de autocuidado. No âmbito da atenção, descreveu prejuízos especialmente em atenção seletiva e concentração; já em relação à memória, relatou um prejuízo progressivo a partir do início da doença, e destacou especialmente a memória de curto prazo como deficitária. Foi Bleuler, 12 anos depois das primeiras menções de Kraepelin, quem renomeou o transtorno para esquizofrenia (do grego *schizo* = dividida, e *phrene* = mente), observando que o início da doença não se restringia ao início da vida adulta e que o transtorno não progredia inevitavelmente para um estado terminal de demência. Ele dividiu os sintomas em fundamentais (que seriam as características principais da doença) e acessórios (outros sintomas secundários). As características principais incluíam prejuízos nas associações entre pensamentos e ideias; assim, imaginava que prejuízos em processos cognitivos críticos fossem as causas subjacentes dos prejuízos centrais da doença, a saber, a perda e separação da integridade do *self*. Mas, quanto à cognição, afirmou que a percepção, a orientação, a memória e a atenção permaneciam fundamentalmente inalteradas. A memória poderia sofrer alterações durante a manifestação dos sintomas, "por influência das emoções, dos desejos e dos temores do doente, seus complexos e suas ideias delirantes" (p. 287).[17] A atenção e outras funções cognitivas poderiam estar alteradas, mas tais alterações não ocorreriam em todos os pacientes e não seriam específicas da esquizofrenia.

É difícil estimar com precisão quão comum é a presença de déficits cognitivos na esquizofrenia. Como mencionado anteriormente, o estudo de Adad e colaboradores[22] constatou que de 40 a 60% dos indivíduos portadores de esquizofrenia apresentavam déficits cognitivos; já estudos revisados por Harvey e Sharma[26] chegaram a relatar prejuízos cognitivos em 70% dos pacientes e desempenho neuropsicológico normal em apenas 30%.

Muitos aspectos da cognição na esquizofrenia foram estudados no início do século XX. Uma das controvérsias surgidas a partir desses estudos era se os pacientes com o transtorno apresentavam um déficit cognitivo global ou prejuízos mais proeminentes em um ou alguns aspectos da cognição. Da mesma forma, debatia-se se alguns déficits cognitivos eram característicos de todos os pacientes com esquizofrenia. Essas controvérsias permanecem ainda hoje. Entretanto, não há um déficit específico que seja patognomônico desse transtorno. Os déficits cognitivos não devem ser mensurados isoladamente, já que a esquizofrenia é um transtorno diverso, com grande variação na apresentação dos sintomas, dos prejuízos funcionais e do curso da doença. Compreender as características dos déficits cognitivos é importante, mas deve-se procurar entender também suas consequências para o paciente, isto é, como influenciam sua qualidade de vida e seu funcionamento na sociedade.[26]

Segundo McKenna,[2] a dificuldade em determinar se os déficits cognitivos representam um prejuízo global ou específico se deve ao fato de que os pacientes com esquizofrenia em geral apresentam pior desempenho em tarefas cognitivas do que sujeitos normais – problema que é acentuado em pacientes crônicos, que tendem a apresentar prejuízos em praticamente quaisquer testes a que são submetidos. Assim, torna-se difícil determinar o que está especificamente prejudicado na esquizofrenia ou se tal prejuízo apenas faz parte do padrão geral de desempenho empobrecido. O autor revisou 14 estudos publicados entre 1978 e 1994 e encontrou grande variedade entre eles, pois, enquanto alguns apontavam para prejuízos cognitivos globais, outros afirmavam que os prejuízos encontrados se assemelhavam aos vistos em pacientes com lesões cerebrais; outros, ainda, apontavam prejuízos em todas as funções avaliadas; e, por fim, havia aqueles que relatavam prejuízos em atividades tão simples como responder o próprio nome e idade e orientar-se no tempo-espaço, dificuldades essas encontradas em pacientes crônicos internados. No entanto, deve-se levar em conta que fatores como concentração pobre, dificuldades na volição, distrações causadas pelos sintomas psicóticos, falta de cooperação do paciente e motivação diminuída podem interferir nos resultados das testagens. Ainda que possam ser pouco sensíveis e, portanto, apresentar alguma imprecisão, os testes neuropsicológicos são instrumentos avaliativos diretos e breves, tornando difícil, segundo o autor, atribuir um desempenho ruim a qualquer outro fator além do prejuízo intelectual. Assim, ainda que os fatores citados possam interferir nas testagens, não poderiam ser totalmente responsabilizados por prejuízos consideráveis, em especial em tarefas mais simples. Nesse sentido, McKenna[2] considera difícil pensar em déficits de funcionamento específicos na esquizofrenia, porque o grau de prejuízo intelectual global tende a prejudicar em alguma medida o desempenho em todos os testes cognitivos. Conclui, portanto, que o prejuízo intelectual global pode se manifestar em graus variados na esquizofrenia.

Já em outra revisão, envolvendo 49 estudos mais recentes (realizados entre 1990 e 2007), Joyce e Roiser[35] afirmam que o desempenho cognitivo desses pacientes é bastante heterogêneo, não sendo possível estabelecer com clareza subtipos de déficits. Esses autores argumentam ser difícil determinar se essa heterogeneidade é devida à perda geral das funções, a variações entre os pacientes, a prejuízos em habilidades cognitivas específicas ou mesmo à falta de instrumentos neuropsicológicos mais específicos.

Outro ponto de debate é quanto ao curso dos prejuízos cognitivos. Esses permanecem estáveis ao longo do transtorno ou apresentam variações? Weickert e Goldberg[36] tentaram responder a essa pergunta revisando estudos realizados entre 1950 e 1997. Desses, alguns indicavam declínio nas habilidades intelectuais globais após o início da doença; outros não constataram evidências de pioras em medidas de QI pré e pós-mórbidas; e outros, ainda, referiam desempenhos deficientes tanto em medidas de QI pré como pós-mórbidas. Os próprios autores conduziram um estudo com 117 pacientes crônicos internados, com o objetivo de investigar a presença de um padrão de mudança no intelecto global antes e depois do início da doença e qual a natureza e extensão desses déficits cognitivos. Os pacientes foram caracterizados com base em habilidades intelectuais preservadas ou comprometidas. Foram avaliados intelecto pré-mórbido e diversos domínios neuropsicológicos (memória, atenção, memória de trabalho e percepção). Todos os participantes foram submetidos a quatro subtestes da Escala Weschler de Inteligência para Adultos Revisada (WAIS-R) – aritmética, símbolos, completar figuras e semelhanças – para obter uma estimativa do QI atual. Uma estimativa do QI pré-mórbido foi obtida por meio do subteste de leitura do Wide Range Achievement Test-Revised (WRAT-R). Esse subteste foi escolhido por refletir habilidades preservadas, a saber, as habilidades de codificação, que são adquiridas anteriormente ao início da doença e parecem se manter inalteradas pelo processo da doença. Os pacientes foram divididos em dois grupos: um que experimenta deterioração intelectual a partir do período pré-mórbido, definida por uma diminuição de 10 pontos no QI estimado atual (WAIS-R) em comparação com o QI pré-mórbido estimado (WRAT-R); e outro que não passa por deterioração intelectual a partir do período pré-mórbido, definido por uma diminuição menor do que 10 pontos em comparação com o QI pré-mórbido, nenhuma diminuição ou um aumento. Por sua vez, o segundo grupo foi subdivido em dois: de um lado, os pacientes comprometidos no período pré-mórbido, ou seja, aqueles que apresentaram QI estimado pré-mórbido menor do que 90 no WRAT-R e nenhum declínio atual; e, de outro, os pacientes cognitivamente preservados, ou seja, aqueles que apresentaram QI estimado pré-mórbido maior do que 90 no WRAT-R e igualmente nenhum declínio atual.

Os resultados demonstraram um declínio nas habilidades intelectuais com o início dos sintomas psicóticos em metade dos pacientes, sendo encontrados déficits de atenção, memória, funções executivas e velocidade visuomotora. Os demais 50% não apresentaram um declínio intelectual significativo com o aparecimento dos sintomas. Esse dado parece apoiar a hipótese de que nem sempre há declínio intelectual com o início da doença. Entre os pacientes sem declínio cognitivo, 25% apresentaram um comprometimento inicial das habilidades intelectuais – anterior ao aparecimento dos sintomas – evidenciado por QI estimado pré-mórbido na faixa moderadamente prejudicada e por prejuízo em vários outros domínios cognitivos, especificamente atenção, memória, funções executivas, linguagem, velocidade visuomotora e percepção visuoespacial. Os demais pacientes isentos de declínio intelectual após o início da doença apresentaram um perfil neuropsicológico similar ao normal, com exceção de déficits em funções executivas, memória de trabalho e atenção. Esses achados parecem corroborar dados de que algumas dificuldades cognitivas podem aparecer antes mesmo dos sintomas iniciais da esquizofrenia, e de que pacientes com desempenho neuropsicológico normal apresentam prejuízos quando comparados a controles saudáveis.

Assim, os déficits cognitivos da esquizofrenia podem seguir três trajetórias de desenvolvimento, baseadas no grau e no momento do aparecimento dessas dificuldades. A primeira trajetória sugere que o processo da doença se manifesta como prejuízo cognitivo profundo e amplo já no estágio inicial e continua presente com o aparecimento dos sintomas. É plausível que essa trajetória acometa pacientes no estágio pré-mórbido, cujos desenvolvimento e/ou predisposição genética tenham sido afetados pela exposição precoce a estressores. Na segunda trajetória, por sua vez, os déficits cognitivos aparecem junto com o início dos sintomas psicóticos, gerando um padrão de déficits mais circunscrito, que envolve funções executivas, atenção e memória de longo prazo. Finalmente, o terceiro possível trajeto sugere que, embora o aparecimento das dificuldades cognitivas ocorra ao mesmo tempo que o início dos sintomas psicóticos, pode seguir um curso mais sutil, estando restrito a funções executivas, memória de trabalho e atenção. Ainda não está bem estabelecido se esses déficits precedem o início dos sintomas ou ocorrem de forma concomitante a eles.[36] De qualquer modo, os autores argumentam que déficits de funcionamento executivo, memória de trabalho e atenção podem ser considerados centrais na esquizofrenia.

Wykes e Van der Gaag[37] propuseram uma distinção entre os déficits cognitivos com base no momento da doença pelo qual o paciente estivesse passando:

1. **Déficits cognitivos característicos**: aqueles que estavam presentes bem antes do início da esquizofrenia e que, ou não se agravam durante o seu curso, ou se agravam levemente, mesmo quando episódios da doença ocorrem (p. ex., atenção).
2. **Déficits estado-dependentes transitórios**: aqueles que estão fortemente associados com os sintomas, e que melhoram com a atenuação desses (p., ex., atenção seletiva).
3. **Déficits adquiridos**: são aqueles que estão parcialmente presentes antes do primeiro episódio, mas que se agravam muito nos meses que o antecedem e durante sua manifestação, permanecendo estáveis após a crise (p. ex., memória).

Já para McKenna,[2] as evidências apontam para duas direções quanto ao curso dos prejuízos cognitivos: uma de que existe uma tendência ao prejuízo intelectual global, que vai se tornando mais aparente à medida que o curso da doença se torna mais grave e crônico, e cuja expressão máxima seria a demência franca em uma minoria dos casos; a outra seria um padrão de déficits específicos (no sentido de que tais déficits são desproporcionais ao desempenho intelectual global, medido pelo QI) que afetam a memória de longo prazo e o funcionamento executivo.

De qualquer modo, um estudo conduzido por Goldberg e colaboradores[38] com pares de gêmeos monozigóticos e discordantes para esquizofrenia encontrou uma diferença de 10 pontos a mais no QI do gêmeo não afetado pela doença, sugerindo que o potencial genético para o gêmeo afetado seria 10 pontos a mais no desempenho de QI em 80 a 95% dos casos. Esses resultados podem indicar a esquizofrenia como uma condição limitante, no sentido de impedir o indivíduo de desenvolver seu pleno desempenho intelectual, mesmo em pacientes com desempenho neuropsicológico dentro de limites normais, pois apresentariam dificuldades desproporcionais ao nível de habilidade intelectual pré-mórbida.[21]

Quanto à intensidade, Harvey e Sharma[26] classificam os principais déficits cognitivos da esquizofrenia em leves, moderados e severos. Os déficits leves seriam aqueles cujo desempenho se encontra um ponto abaixo do desvio-padrão (ou seja, na faixa média inferior), por volta do percentil 15 ou menos. Por sua vez, os déficits moderados são aqueles que se encontram dois pontos abaixo do desvio-padrão, por volta do percentil 3 ou 5 (faixa inferior). Finalmente, os déficits severos encontram-se no percentil 1 (faixa muito inferior). Os principais déficits nas três classificações encontram-se descritos na Tabela 1.1 a seguir.

Bozikas e colaboradores[23] conduziram uma pesquisa com o intuito de mapear as principais funções cognitivas afetadas pela esquizofrenia. Foram utilizados dois grupos: 70 pacientes com o transtorno e 42 controles saudáveis. A bateria de instrumentos neuropsicológicos selecionada visou investigar funções executivas/abstração, fluência verbal e não verbal, memória de trabalho verbal e espacial, memória verbal e não verbal, atenção, habilidade visuoespacial e velocidade psicomotora. Os dois grupos foram comparados e diferenças no nível educacional existentes entre eles foram controladas. Os resultados apontaram para déficits nos âmbitos de funções executivas, memória verbal e não verbal, habilidade visuoespacial, fluência verbal e não verbal, atenção e memória de trabalho. Entretanto, não foram encontradas diferenças significativas nos dois grupos em velocidade psicomotora. Os déficits mais pronunciados foram encontrados nas funções executivas, memória verbal e não verbal e habilidade visuoespacial.

→ **TABELA 1.1** Classificação dos principais déficits cognitivos na esquizofrenia

Leves	Moderados	Severos
Habilidades perceptuais	Atenção	Aprendizagem verbal
Reconhecimento (memória)	Recuperação da memória	Funções executivas
Nomeação	Habilidades visuomotoras	Vigilância (atenção sustentada)
	Memória de trabalho	Velocidade motora Fluência verbal

Nota: severidade é medida como o número de desvios-padrão (DP) abaixo da média para sujeitos normais (leves = 0,5 a 1 DP; moderados = 1 a 2 DP; severos = 2 a 5 DP).
Fonte: Harvey e Sharma.[23]

Trivedi[39] cita que os principais déficits cognitivos estão nos campos da percepção, atenção, memória e resolução de problemas.

Uma metanálise bastante abrangente, conduzida com 117 artigos, 4.365 pacientes com esquizofrenia e 3.429 controles saudáveis,[40] identificou, nos primeiros, prejuízos em cinco domínios cognitivos: quociente de inteligência, memória, linguagem, funções executivas e atenção.

Apesar de ainda haver alguma divergência quanto aos domínios cognitivos mais afetados pela esquizofrenia, dificuldades de atenção e memória parecem ser encontradas em praticamente todas as pesquisas sobre cognição na doença, o que salienta a importância de pensar-se em maneiras de tratar ou ao menos minimizar essas dificuldades.

→ 2
Os déficits de atenção e memória na esquizofrenia

ATENÇÃO

A atenção é uma função cognitiva primordial e necessária para o desempenho de todas as outras funções cognitivas. Luria[41] a define como uma resposta aos estímulos que são especialmente fortes ou que parecem particularmente importantes na medida em que correspondem aos nossos interesses, intenções ou tarefas imediatas. A capacidade atencional de selecionar os estímulos necessários é vital para o desempenho das atividades de uma pessoa. Caso essa habilidade não existisse, a desorganização das informações seria tão grande que impossibilitaria o desempenho de qualquer atividade, o pensamento seria completamente desarticulado e a solução de problemas estaria absolutamente afetada.[42]

Segundo Luck e Gold,[43] a atenção é um dos domínios cognitivos mais básicos, no sentido de que está intrinsecamente relacionada a diversas outras funções cognitivas (p. ex., percepção, memória, seleção de respostas, aprendizagem), contribuindo para modular e melhorar o funcionamento desses domínios cognitivos.

A atenção encontra-se na fronteira entre as habilidades de percepção e memória, já que o processo atencional envolve a identificação de estímulos relevantes no ambiente (detecção), o foco no estímulo relevante em vez de outros (atenção seletiva), a sustentação do foco até que o estímulo seja processado (atenção sustentada ou vigilância) e a transferência do estímulo para processos cognitivos de níveis mais altos.[26]

As dificuldades de atenção, especialmente em seleção e sustentação, já tinham sido descritas por Kraepelin[16] e Bleuler.[17] Estudos mais recentes[44] corroboram esses dados e acrescentam que portadores de esquizofrenia são mais suscetíveis a distrações por estímulos irrelevantes. Essas dificuldades persistem mesmo quando os sintomas estão em remissão. Revisando estudos sobre o assunto, Braff[45] concluiu que esses pacientes apresentam déficits no processamento da informação, dificuldades em operações seriais e capacidade limitada para operações. Em contrapartida, processos automáticos parecem estar preservados. A dificuldade no processamento da informação parece ser característica-traço (mais duradoura) do transtorno, pois continua presente após a remissão do episódio psicótico e pode ser constatada em pessoas com risco para esquizofrenia (familiares não afetados e pacientes esquizotípicos).

Confirmando esses dados, Harvey e Sharma[26] acrescentam que os déficits em atenção e processamento da informação ocorrem ao longo de todo o curso da doença e que os pacientes com esquizofrenia apresentam taxas mais baixas de processamento da informação. Ao mesmo tempo, acreditam que a prática e o treino não facilitam o processamento mais automático da informação.

Déficits atencionais globais podem ser candidatos a marcadores de vulnerabilidade para esquizofrenia. Um estudo de coorte publicado em 1985 por Cornblatt e Erlenmeyer-Kimling,[44] no qual uma amostra de crianças com pais portadores de esquizofrenia (n = 63) foi acompanhada por 30 anos e comparada a crianças com pais com transtornos afetivos (n = 43) e crianças com pais saudáveis (n = 100), constatou dificuldades atencionais globais (ou seja, em mais de um domínio atencional) presentes em crianças com pais acometidos pelo transtorno, o que sugere que déficits em domínios atencionais individuais não são específicos à esquizofrenia. Além disso, o estudo apontou que crianças com múltiplos déficits atencionais vieram a desenvolver esquizofrenia com até 85% de especificidade, havendo uma pequena piora atencional após o primeiro surto.

Esse dado foi confirmado por estudos posteriores,[46] que demonstraram déficits em atenção sustentada em pacientes com esquizofrenia, em sujeitos com transtorno da personalidade esquizotípica e em uma proporção substancial (de 19 a 34%) de parentes de pacientes com esquizofrenia.

Luck e Gold[43] dividem os domínios atencionais em dois construtos: seleção de *input* (seleção de estímulos relevantes para o processamento posterior) e seleção de regras (ativação seletiva das regras apropriadas para desempenhar a tarefa). A seleção de *input*, por sua vez, é subdivida em controle de seleção (o processo de determinar quais informações serão selecionadas) e implementação da seleção (o processo de salientar essas informações e suprimir outras). No caso da esquizofrenia, o prejuízo estaria no controle de seleção e na seleção de regras. Ou seja, os pacientes teriam dificuldades para escolher as informações às quais querem ou precisam prestar atenção (atenção seletiva) e também na ativação das estratégias necessárias para se manterem atentos e conseguirem desempenhar certa tarefa.

MEMÓRIA

A memória é o processo de aquisição e retenção de informações.[47] Luria[42] acrescenta, ainda, que a memória envolve o registro, a conservação e a reprodução da experiência passada. A magnitude dessa função cognitiva é enfatizada por Lezak,[48] que a identifica como a capacidade central de todas as funções cognitivas e de provavelmente tudo que é caracteristicamente humano no comportamento de uma pessoa. A autora destaca que dificuldades leves e moderadas de memória já geram um efeito de desorientação, enquanto um prejuízo sério isola a pessoa de contato emocional e significativo com o mundo, interferindo no sentido de continuidade e tornando-a passiva e dependente.

Há três fases no processo de memorização: aquisição, armazenamento e recuperação:

- **Aquisição** – fase na qual se aprende o material a ser memorizado. Depende muito da *atenção* e da *concentração*. Por isso, é muito sensível às interferências.
- **Armazenamento** – fase que envolve o processo de guardar a informação para que se possa lembrar depois. Seria o "colocar" as informações no "local" correto para facilitar.a recordação posterior. Envolve a codificação das informações, ou seja, a organização das informações a serem armazenadas.
- **Recuperação** – é o momento em que as informações aprendidas são recordadas.[49] A recuperação pode ocorrer voluntária ou involuntariamente e pode ocorrer também por meio do reconhecimento. No reconhecimento, as informações apresentadas inicialmente são outra vez mostradas ao indivíduo, que deve reconhecer se já havia sido exposto a elas ou não.

No que se refere ao desempenho da memória na esquizofrenia, tem sido sugerido que alguns aspectos podem estar mais prejudicados do que outros,[26] que esse domínio cognitivo está gravemente prejudicado na esquizofrenia e que o perfil desses prejuízos é semelhante em pacientes não medicados e medicados, além de permanecer estável ao longo do tempo.[50]

Uma metanálise[51] com 70 estudos conduzidos entre 1975 e 1998 que utilizaram controles saudáveis como comparação verificou que a recuperação da memória, tanto a curto como a longo prazo, é o subdomínio mnêmico mais prejudicado na esquizofrenia. Como processos de aprendizagem dependem fortemente do desempenho da memória, a curva de aprendizagem (que reflete a codificação da memória) também foi apontada como prejudicada nos pacientes, ainda que em um menor grau. O subdomínio menos prejudicado, mas ainda significativamente afetado, é o reconhecimento. Não houve diferenças nos resultados entre as modalidades de memória verbal e não verbal. A magnitude do prejuízo pareceu não ser afetada pela idade (apesar de os pacientes avaliados terem idade máxima de 45 anos; ou seja, eram jovens), pelo tipo de medicação (apesar de os estudos só terem incluído antipsicóticos de primeira geração), pelo tempo de duração da doença, pela condição do paciente (ambulatorial ou internado), pelo grau de psicopatologia ou pelos sintomas positivos. Já os sintomas negativos indicaram uma relação pequena, porém significativa, com os prejuízos mnêmicos. Considerando a estabilidade dos prejuízos encontrados, os autores argumentam que os prejuízos de memória podem ser considerados características-traço da esquizofrenia: são duradouros, estando presentes mesmo quando o paciente não está em surto.

Entretanto, em relação à memória de longo prazo, estudos revisados por Harvey e Sharma[26] e que se utilizaram do paradigma de avaliar habilidades aprendidas em uma idade muito precoce do desenvolvimento (p. ex., leitura), apontaram prejuízos leves. Assim, parece que pessoas com esquizofrenia têm uma capacidade de aprendizagem inicialmente preservada. É provável que alguma mudança no desempenho da memória ocorra em algum ponto do desenvolvimento da doença. Por não haver lesões cerebrais detectáveis em exames *post mortem* que se relacionem com as dificuldades de memória, imagina-se que haja algum processo bioquímico mediando esses prejuízos na capacidade de aprendizagem.

Gur e colaboradores[52] encontraram resultados similares nos estudos que revisaram. Os processos de armazenagem da memória parecem estar relativamente preservados, pois, ainda que os pacientes apresentem déficits de moderados a graves em tarefas de recuperação das informações, dificuldades leves foram encontradas em tarefas de reconhecimento, indicando que as informações estariam armazenadas na memória. As maiores dificuldades parecem estar nos processos de codificação e recuperação, que, por sua vez, estão relacionados a dificuldades em organizar a informação a ser aprendida e memorizada (p. ex., agrupar as informações ou organizá-las semanticamente). Esses dados são corroborados por Harvey e Sharma.[26] Esses pesquisadores afirmam que os déficits de memória dos pacientes com esquizofrenia parecem ser maiores do que o esperado quando se leva em conta o funcionamento intelectual pré-mórbido. Esses pacientes têm mais dificuldade do que pessoas saudáveis para aprender uma lista de palavras ou uma história, e se beneficiam menos com a repetição da informação. Apesar de apresentarem dificuldades em organizar a informação a ser lembrada, quando são ensinadas estratégias de organização (p. ex., organizar a informação em categorias), seu desempenho melhora. Quanto a aspectos de recuperação da memória, esses pacientes não só se lembram menos de dados aprendidos previamente como também se beneficiam menos de dicas que podem ser oferecidas para facilitar a recuperação. No entanto, quando utilizam estratégias de organização semântica da informação (p. ex., categorização), tendem a responder melhor às dicas e a lembrar-se mais das informações aprendidas. As dificuldades de aprendizagem que ocorrem em virtude dos déficits de memória são graves e por vezes parecidas com as encontradas em quadros demenciais. A taxa de aprendizado com frequência encontra-se 2 a 3 desvios-padrão abaixo do normal.

Em relação à memória semântica (sistema de memória que armazena o significado das palavras e as relações entre elas), os pacientes com esquizofrenia também apresentam dificuldades. Em atividades de associação de palavras (uma palavra é dita e o paciente é solicitado a dizer a primeira palavra que consegue associar-lhe), esses pacientes tendem a oferecer respostas incomuns. Em atividade de fluência verbal (p. ex., falar palavras que se encaixem em uma determinada regra semântica, como categorias de animais ou palavras que comecem com determinada letra), os pacientes com esquizofrenia têm mais dificuldade de oferecer respostas que sigam uma sequência lógica. Isso parece relacionar-se à deficiência na habilidade de utilizar informação semântica para facilitar a codificação de novas informações na memória. Esses déficits são graves, consistentes com déficits na habilidade de aprender novas informações, e maiores do que os prejuízos na recuperação da memória.[26,50] Além disso, pessoas com esquizofrenia apresentam mais dificuldade em tarefas de fluência verbal que envolvem categorias do que tarefas de fluência verbal que envolvem letras do alfabeto; isso indica que prejuízos na organização semântica parecem contribuir para as dificuldades em fluência verbal.[53,54]

Com respeito à memória procedural (capacidade de aprender habilidades e atividades motoras), há controvérsias. Alguns estudos apontam dificuldades modestas, enquanto outros apontam maiores. Entretanto, Harvey e Sharma[26] argumentam que houve poucas pesquisas nesse campo. Ponderam também que tais dificuldades poderiam relacionar-se ao uso de antipsicóticos de primeira geração, já que essas substâncias bloqueiam receptores de dopamina nos gânglios da base, região responsável pela aprendizagem procedural.

Já a memória implícita, segundo revisão de Wykes e Reeder,[11] parece se manter preservada. Esse sistema de memória envolve a aquisição inconsciente, o armazenamento e o uso de conhecimento para coordenar comportamentos que não estão disponíveis à reflexão consciente.

De forma geral, parece haver consenso de que os processos atencionais são amplamente prejudicados pela esquizofrenia, incluindo-se a atenção seletiva, o processamento de informações e a concentração. Já os prejuízos de memória encontrados parecem se relacionar mais à dificuldade de organização da informação a ser aprendida. Se essa não é organizada de maneira sistemática, a codificação e posterior recuperação (o ato de lembrar-se) acabam por ser prejudicadas. Assim, ensinar a esses pacientes estratégias de organização da informação pode facilitar o armazenamento e a consequente recuperação da informação.

Essas dificuldades cognitivas, mesmo quando encontradas em graus mais leves, impactam profundamente a vida dos pacientes. Aqui, portanto, começa a salientar-se a importância do treino das funções cognitivas. No próximo capítulo, é apresentada a influência que esses prejuízos exercem sobre o funcionamento diário dos portadores de esquizofrenia.

→ 3
Déficits cognitivos e prejuízos funcionais: o que tratar e por que tratar?

É imprescindível para o profissional compreender *quais* funções cognitivas estão alteradas na esquizofrenia, mas igualmente importante é o conhecimento de *como* essas alterações afetam a vida do paciente, pois ele auxilia a elaboração e avaliação de um programa de treino cognitivo. Como as alterações interferem na vida do paciente se relaciona ao que chamamos de funcionalidade. A maneira como a funcionalidade é afetada é comumente chamada de prejuízos ou déficits funcionais.

Embora os sintomas da esquizofrenia possam se apresentar de maneiras muito variadas em cada paciente, há apenas um sintoma que tem de estar presente em todos, segundo o *Manual diagnóstico e estatístico de transtornos mentais*:[6] prejuízo funcional com duração mínima de seis meses. As dificuldades funcionais, assim como os déficits cognitivos, geram um grande prejuízo para os pacientes.

Em geral, a esquizofrenia se manifesta em um período muito importante do desenvolvimento: na passagem da adolescência para a vida adulta. Nessa fase, o indivíduo passa a vivenciar novos papéis em diversas áreas da vida (educação, trabalho e vida social) e aprende a corresponder a essas novas exigências. O início dos sintomas nessa fase afetará a funcionalidade de várias maneiras, pois, além de ter de lidar com todas essas mudanças naturais, a pessoa ainda precisa conviver com as percepções estranhas que acompanham o início da esquizofrenia e a lidar com a perda de atividades de socialização, já que episódios agudos costumam requerer hospitalizações e geram certo grau de isolamento.[11]

Há diversas dimensões de prejuízos funcionais na esquizofrenia: vida independente, funcionamento social, habilidades ocupacionais (para o trabalho) e autocuidado. Os prejuízos de funcionamento social são perceptíveis pela redução da reprodutividade dos pacientes, em especial dos homens (a maioria não tem filhos), o que indica as dificuldades em iniciar e manter um adequado funcionamento social. Em relação ao funcionamento ocupacional, menos de 10% dos pacientes trabalham em período integral em empregos competitivos, enquanto apenas 20% mantêm-se em empregos assistidos por meio período. As deficiências no autocuidado se manifestam por meio das comorbidades médicas e são percebidas também no descuido com a higiene pessoal. A gravidade desses déficits funcionais parece estar relacionada a aspectos como a capacidade de vida independente e o grau de adaptação social, acadêmica e ocupacional antes do início dos primeiros sintomas da doença. Pacientes com mais dificuldades nesses aspectos antes do início dos sintomas e pacientes que começam a desenvolver o transtorno muito jovens parecem ter pior ajustamento durante a doença.[26]

Isso é facilmente compreendido quando se pondera que, se o paciente nunca morou sozinho, teve um emprego estável ou desenvolveu um bom funcionamento social antes do início dos sintomas, será mais difícil para ele desenvolver essas habilidades depois do desenvolvimento da doença. O mesmo se aplica àqueles pacientes que começam a manifestar a doença muito jovens: não houve tempo suficiente para desenvolver essas habilidades antes do surgimento dos sintomas. Nesse sentido, pertencer ao sexo masculino pode representar uma desvantagem adicional, já que a esquizofrenia costuma se desenvolver mais cedo nos homens do que nas mulheres, apesar de isso não constituir regra.

Embora não esteja clara a proporção de pacientes que se tornam permanentemente disfuncionais, parece que de 10 a 20% do total mantêm-se prejudicados nos aspectos funcionais de modo contínuo, muitas vezes tornando-se totalmente dependentes.[26]

Ainda que as alterações neuropsicológicas não possam ser consideradas marcadores biológicos do transtorno, alguns estudos relatam uma correlação entre o desempenho nos testes neuropsicológicos e o grau de funcionalidade. Os pacientes com esquizofrenia parecem apresentar um padrão específico de relações entre os déficits cognitivos e as limitações funcionais. De fato, para Cadenhead e Braff,[55] por exemplo, déficits atencionais e de processamento da informação – centrais na esquizofrenia – estão fortemente associados a prejuízos funcionais. Green[56] revisou 17 estudos sobre o tema e descobriu algumas consistências. Nem todos os domínios de déficits cognitivos estão relacionados a aspectos funcionais, mas alguns deles parecem predizer o grau de dificuldade nesses aspectos. A memória verbal de longo prazo e o desempenho no Wisconsin Card Sorting Test (WCST) foram preditivos de funcionamento social. A vigilância (atenção sustentada ou concentração) e a memória verbal de longo prazo também pareceram predizer o desempenho em resolução de problemas sociais, assim como a memória imediata, ainda que de modo mais fraco. Por fim, a vigilância e a memória verbal de curto e longo prazo estiveram associadas à aquisição de habilidades sociais. Não foram encontradas correlações entre os sintomas negativos e positivos e algum desses domínios funcionais. Ainda assim, é possível que os sintomas positivos predigam o funcionamento sob certas circunstâncias e nem todos eles perturbam igualmente o funcionamento dos pacientes.

Assim, a memória verbal e a vigilância são domínios cognitivos que parecem ser necessários ao adequado funcionamento dos pacientes e merecedores de reflexão como alvos para programas de treino cognitivo. A relação entre a memória verbal e a aquisição de habilidades sociais pode ser compreendida ponderando-se que, nos programas de treino de habilidades sociais, os pacientes precisam codificar e recuperar as informações apresentadas verbalmente. O papel da vigilância fica claro ao considerar-se que, para manter uma atividade social (p. ex., uma conversa) é necessário focar a atenção na fala e nas ações dos demais para que se possa oferecer uma resposta adequada e pertinente à situação. Em estudos clínicos, a vigilância é muitas vezes medida por meio de atividades que avaliam a habilidade do indivíduo em diferenciar um sinal (alvo) de um outro (não alvo). Assim, sua relação com a aquisição de habilidades sociais e de resolução de problemas sociais também pode ser compreendida observando-se, por exemplo, que os pacientes que melhor conseguem distinguir um sinal de um barulho em um teste computadorizado também conseguem melhor separar informações relevantes de informações irrelevantes ao longo das diversas situações sociais.

Outros estudos[57,58] foram conduzidos no sentido de relacionar o desempenho em testes neuropsicológicos com as habilidades funcionais, e resultados semelhantes foram encontrados. Por exemplo, o desempenho em testes de memória verbal pareceu predizer o grau de funcionamento constatado no início de um programa de reabilitação vocacional para pacientes com esquizofrenia;[57] índices de memória verbal e de flexibilidade mental, por sua vez, parecem ser bons indicadores da capacidade de interação social em pacientes com esquizofrenia. Já os resultados em testes de atenção e índices de desempenho em memória verbal parecem ser importantes na aquisição das habilidades de solução de problemas sociais.[58]

A correlação entre essas medidas foi posteriormente confirmada por meio de uma metanálise que descobriu relações altamente significativas entre os domínios cognitivo e funcional na esquizofrenia, indicando que de 20 a 60% na variância em domínios funcionais podem ser explicados pelo desempenho da cognição;[59] esses resultados se mantiveram estáveis por pelo menos seis meses, confirmando a relação entre funcionamento cognitivo inicial e previsão de desempenho funcional.[60]

A Tabela 3.1 resume cada domínio de prejuízo funcional e os prejuízos cognitivos correlatos.

Apesar de os estudos citados terem encontrado relações entre desempenho em testes neuropsicológicos e funcionamento, a relação entre mudança no funcionamento cognitivo e desempenho funcional não ocorre de maneira direta e simples e precisa ainda ser mais bem estudada. Ou seja, ainda não está claro se melhoras ou pioras no funcionamento cognitivo se refletirão imediatamente em processos análogos na funcionalidade do paciente. Até o momento, sabe-se que alguns domínios cognitivos podem predizer o funcionamento do paciente em alguns domínios funcionais, mas ainda não existe clareza sobre como a cognição se relaciona às medidas funcionais.

→TABELA 3.1 Prejuízos funcionais e correlatos cognitivos

Domínio funcional	Correlatos cognitivos
Habilidades sociais	Memória declarativa Memória verbal de longo prazo Memória verbal imediata Vigilância
Habilidades ocupacionais	Funções executivas Memória declarativa Memória de trabalho Vigilância
Vida independente e resolução de problemas	Funções executivas Memória declarativa Memória verbal de longo prazo Memória de trabalho Fluência verbal

Fonte: Adaptada de Harvey e Sharma,[26] e Green e colaboradores.[59]

Ainda que as medidas neuropsicológicas se mostrem bons preditores de desempenho funcional, são medidas desenvolvidas para distinguir o desempenho cognitivo prejudicado do normal, e não para medir a correlação com domínios funcionais. Em virtude disso, é necessário que medidas mais específicas sejam desenvolvidas. Uma delas seria a avaliação do potencial de aprendizagem, cujo foco recairia sobre a capacidade latente do sujeito em detrimento das habilidades previamente desenvolvidas.[59,61]

Considerando a magnitude dos déficits cognitivos na esquizofrenia, não surpreende que muitos pacientes apresentem uma taxa de aprendizagem reduzida quando submetidos a programas de reabilitação psicossocial, como treino vocacional, de habilidades sociais ou de atividades de vida diária. Desse modo, as dificuldades cognitivas podem ser vistas como limitadores para a aquisição de habilidades.[26,59] A literatura corrobora a hipótese de que déficits cognitivos influem decisivamente na capacidade do paciente com esquizofrenia de beneficiar-se desses tratamentos.[62,63]

Por essa razão, convém submeter os pacientes a treino cognitivo antes de prescrever-lhes outros programas de reabilitação psicossocial. Com efeito, quanto melhor o desempenho das funções cognitivas, tanto melhor tenderão a ser o aproveitamento e a aprendizagem do paciente em outros programas de tratamento, o que contribui para aumentar-lhes a eficácia. E, visto que a atenção é a função cognitiva mais básica e necessária para o desempenho das demais funções e que a memória é imprescindível para a aprendizagem de novas informações, fica clara a necessidade de tratar as dificuldades de ambas.

O motivo pelo qual tratar os déficits cognitivos é facilmente entendido quando se analisa a intensidade com que as funções cognitivas são aplicadas em atividades diárias. Atividades muito elementares e simples, realizadas quase de modo automático, já dependem em grande parte do bom desempenho da cognição. Ouvir música, escutar uma conversa, assistir a um programa de televisão, cozinhar são tarefas que só podem ser desenvolvidas com facilidade quando não há dificuldades atencionais. Nas interações sociais, o bom funcionamento da atenção permite, ainda, observar as reações não verbais (expressões faciais, emocionais e corporais) das pessoas com as quais se interage, avaliar o próprio comportamento (Estou agradando? Falei algo que não foi apropriado?) e redirecioná-lo caso necessário. Do mesmo modo, as funções executivas (planejamento e organização de pensamentos e atividades) estão intimamente relacionadas à atenção, e são prejudicadas quando esta não funciona bem. Para realizar atividades prosaicas como limpar a casa ou cozinhar, por exemplo, é necessário preparar-se, pois essas atividades exigem algum grau de organização e planejamento. Temos todos os ingredientes da receita? Temos todos os produtos necessários para limpeza? Se não, é preciso ir ao mercado comprá-los. Qual a maneira mais eficaz de se realizar tais atividades? Por exemplo, ao limpar a casa parece ser mais eficiente remover o pó dos móveis antes de limpar o piso. Receitas costumam ter uma ordem de preparo importante para o bom resultado do prato. Se atividades tão corriqueiras são dependentes das funções executivas, muito mais o serão tarefas complexas como organizar-se financeiramente ou planejar o futuro (que pode ser desde se certificar de que há comida para a refeição seguinte até ir a uma consulta médica na próxima semana ou comprar um imóvel). Como o automonitoramento, o autocontrole e a motivação também fazem parte das funções executivas,[48] dificuldades nesse domínio reduzem drasticamente a capacidade do indivíduo de encontrar alternativas para a solução de problemas. Desse modo, é comum que pacientes com esquizofrenia e prejuízo de funções executivas apresentem a chamada perseveração (ou comportamento perseverativo): insistir em utilizar a mesma estratégia ainda que esta já não seja mais eficaz. Há também indícios de que dificuldades em funções executivas se relacionem à falta de *insight* ou crítica sobre a doença e a auto e heteroagressividade. Em virtude disso, os pacientes não reconhecem como parte do transtorno sintomas como delírios e alucinações,[64,65] além de aderirem pouco ao tratamento medicamentoso.[26]

Depende-se da memória para aprender novas informações e usá-las de modo adaptativo. Em situações sociais, por exemplo, é difícil iniciar conversas e desenvolver relacionamentos sem se lembrar do nome das pessoas. No trabalho, sem o aprendizado das habilidades necessárias para desenvolver certas tarefas, é impossível aperfeiçoá-las. Mesmo trabalhos considerados operacionais (como operador de caixa de supermercado) exigem muito da memória, assim como tarefas da vida independente, como lembrar o endereço de casa, pagar as contas nas datas certas, recordar o conteúdo de uma lista de supermercado, tomar medicamentos na dosagem e nos horários corretos. A memória prospectiva (voltada para o futuro, "lembrar-se do lembrar") permite, por exemplo, recordar os compromissos agendados para o dia ou a semana seguinte.

Fica evidente, portanto, a magnitude do impacto que os prejuízos cognitivos exercem sobre a qualidade de vida dos pacientes com esquizofrenia e a de seus familiares, bem como a necessidade de tratá-los. A melhora do desempenho das funções cognitivas permite aos pacientes um maior grau de independência, facilita as interações sociais e as atividades no trabalho e até mesmo reforça a adesão ao tratamento medicamentoso. Além disso, acarreta benefícios sociais, já que aumenta a possibilidade de os pacientes obterem ou manterem-se em empregos ou atividades remuneradas.

A RELAÇÃO ENTRE OS DÉFICITS COGNITIVOS E OS SINTOMAS DA ESQUIZOFRENIA

Alguns estudos vêm tentando determinar qual a relação entre as dificuldades cognitivas e os sintomas da esquizofrenia. Seriam estes responsáveis por aquelas? Ou aquelas causariam estes? Apesar dos inúmeros esforços no sentido de responder a essas perguntas, respostas definitivas ainda não foram encontradas. Pelo contrário: muitos estudos mostram dados que contradizem achados anteriores. No entanto, quando se considera que o raciocínio, o planejamento e a organização dos pensamentos dependem das funções cognitivas, pode-se supor que exista alguma relação entre as dificuldades cognitivas e a maneira como a realidade é interpretada.

Os sintomas positivos e negativos podem contribuir para até 16% da variância do *status* funcional medido pela Escala de Qualidade de Vida Heinrichs-Carpenter.[66] Para Wykes e Van der Gaag,[37] o fato de muitas pesquisas não indicarem relação significativa entre déficits cognitivos e sintomas pode ser apenas o reflexo da falta de sensibilidade dos instrumentos disponíveis para avaliar tanto uns quanto outros. De fato, os instrumentos de avaliação dos sintomas não diferenciam frequência de severidade, por exemplo. Além disso, as correlações entre cognição e sintomas são estabelecidas na presença destes, embora sua relação possa ser mais complicada: como as dificuldades cognitivas podem exercer papel causal na propensão para os sintomas psicóticos (ou seja, ser anteriores ao aparecimento destes), as correlações estabelecidas somente na presença dos sintomas não distinguem se há ou não uma relação causal. Por fim, o efeito de uma dificuldade cognitiva pode apenas se tornar claro quando o sistema cognitivo sofre algum estresse, de modo que as dificuldades cognitivas que poderiam ser compensadas em circunstâncias normais entram em falência.[37]

Para Frith e Done,[67] os sintomas negativos refletiriam um defeito na iniciação de ações espontâneas, enquanto os positivos, um defeito no monitoramento interno das ações e pensamentos. Esse sistema de monitoramento interno indica que uma ação está para ocorrer, bem como a sua fonte (um estímulo interno ou externo). O mau funcionamento de tal sistema prejudicaria a identificação da fonte de uma ação ou pensamento, permitindo, por exemplo, que um pensamento fosse sentido como se tivesse sido inserido na mente. Além disso, esse sistema de monitoramento interno proporciona um *feedback* rápido sobre as ações que estão sendo desempenhadas, o que permite identificar e corrigir erros. Os sintomas positivos ocorreriam quando a informação sobre uma intenção gerada internamente não é monitorada. Por conseguinte, as ações – mesmo se geradas por estímulos internos – parecem ocorrer sem a intenção do indivíduo, que pode atribuí-las, por exemplo, a um estímulo externo irrelevante, interpretação que levaria a delírios de referência. As alucinações auditivas são outro exemplo: o paciente não identifica seus pensamentos ou diálogos internos como seus e os atribui a um estímulo externo. Experimentos conduzidos pelos autores indicaram que os pacientes com esquizofrenia não conseguem corrigir seus erros rapidamente: em atividade parecida com um *video game*, na qual deveriam atirar em um pássaro no canto esquerdo ou direito da tela e poderiam corrigir sua ação caso errassem, apenas metade dos pacientes com esquizofrenia o fez. Além disso, tiveram dificuldade de identificar um estímulo gerado por eles mesmos, o que indica problemas no sistema interno de monitoramento. No experimento que verificou isso, medidas de eletroencefalograma (EEG) foram analisadas enquanto os pacientes apertavam um botão que gerava um som. Esperava-se que a resposta do EEG fosse de uma amplitude menor pelo fato de o sujeito já estar esperando a ocorrência da resposta a uma ação que ele mesmo provocara. Os pacientes com esquizofrenia, agudos e não medicados, apresentaram grande amplitude de resposta no EEG, o que indica que o som gerado por eles eliciou a mesma resposta que o gerado inesperadamente por um estímulo externo.

Strauss[68] revisou o tema e constatou que os sintomas negativos estiveram mais associados com prejuízos na memória visual e outras funções de processamento visual, velocidade motora e destreza, enquanto os positivos, com dificuldades em atividades de processamento verbal, memória verbal e compreensão da linguagem. No caso dos primeiros, é predito o desempenho em tarefas nas quais estímulos de linguagem são apresentados verbalmente, pois as alucinações na esquizofrenia são predominantemente auditivas e verbais. No espectro dos sintomas positivos, por sua vez, as alucinações estariam relacionadas à disfunção no controle executivo (p. ex., dificuldade em reconhecer os próprios pensamentos, em discriminar entre suas próprias memórias e aquelas de informações passadas por outras pessoas) e dificuldades nos processos metacognitivos de testagem da realidade. Os delírios compartilhariam alguns dos mesmos mecanismos e também interfeririam no processamento de informações. O autor apresenta alguns questionamentos que ainda precisam ser melhor investigados. Por exemplo: alterações cognitivas candidatas a marcadores de vulnerabilidade para esquizofrenia estão presentes antes do início dos sintomas, o que sugere que os processos neuropsicológicos desses déficits cognitivos afetam o desenvolvimento dos sintomas. No entanto, ainda resta saber quão conectados estão o desenvolvimento dos prejuízos cognitivos e o dos sintomas, se ocorrem por meio do mesmo mecanismo e se o desempenho da cognição muda conforme os sintomas o fazem. Além disso, a investigação da relação da cognição com sintomas específicos, em detrimento de categorias de sintomas, é válida e importante.

Brébion e colaboradores[69] investigaram a relação das dificuldades de memória com os sintomas da esquizofrenia (positivos, negativos e depressivos) em 31 pacientes, por meio de diversas tarefas de memorização (recuperação imediata e tardia de listas de palavras organizáveis e não organizáveis; memória implícita e memória de curto prazo; e codificação). Esses autores constataram que a eficiência na recuperação livre e no reconhecimento esteve negativamente correlacionada com a gravidade dos sintomas depressivos, embora não houvesse correlação com os sintomas negativos. Em outras palavras, quanto maior a intensidade dos sintomas depressivos, mais dificuldades os pacientes apresentaram na recuperação livre e no reconhecimento da memória. Erros de memória (medidos por meio de perseverações e falsos reconhecimentos) estiveram correlacionados a sintomas positivos; já as intrusões (recuperação de informações não apresentadas previamente) estiveram negativamente correlacionadas com os sintomas negativos, isto é, pacientes com mais sintomas negativos apresentaram menos erros de intrusões. A codificação da memória (p. ex., uso de estratégias de organização da informação a ser memorizada) apresentou correlação significativa com sintomas depressivos. O armazenamento da informação não apresentou correlação com nenhuma medida de sintomas. Os autores concluem que a relação entre sintomas depressivos e processos de codificação da memória observada em outras populações clínicas parece ser aplicável aos pacientes com esquizofrenia. Ao contrário da hipótese de Frith e Done,[67] segundo a qual a dificuldade em emitir respostas estaria associada aos sintomas negativos, no estudo de Brébion e colaboradores[69] os sintomas negativos não estiveram associados com a eficiência de nenhum tipo de memória, embora isso possa ter ocorrido devido a características da população estudada ou mesmo à falta de poder estatístico da amostra. Como esperado, pacientes com mais sintomas positivos apresentaram mais respostas perseverativas em tarefas de recuperação livre, bem como mais falsos reconhecimentos nas tarefas de reconhecimento.

O'Leary e colaboradores[70] avaliaram a relação entre funcionamento cognitivo e as dimensões de sintomas negativos, desorganizados e psicóticos (ou positivos) em uma amostra de 134 pacientes com esquizofrenia e controles saudáveis. Foram encontradas associações entre sintomas negativos e de desorganização e medidas cognitivas, mas nenhuma associação significativa foi encontrada entre sintomas positivos e cognição, ao contrário do observado nos estudos anteriormente citados. Os sintomas negativos estão correlacionados com desempenho ruim em testes de aprendizagem verbal, memória verbal e visual, fluência verbal e tarefas visuomotoras – o que sugere que certa disfunção cerebral generalizada é característica central dos sintomas negativos. Os sintomas de desorganização estiveram associados a desempenho ruim em tarefas de inteligência verbal e raciocínio, e com o número de respostas corretas no Wisconsin Card Sorting Test (WCST), o que sugere um prejuízo cerebral mais específico associado a essa dimensão. A correlação negativa entre sintomas de desorganização e respostas corretas do WCST parece refletir que dificuldades na habilidade de resolução de problemas sejam consequência de dificuldades com processos verbalmente mediados. Nesse caso, os sintomas de desorganização podem estar relacionados a processos verbais de alta ordem e raciocínio verbal. Considerando que habilidades verbais são adquiridas em uma fase precoce do desenvolvimento das habilidades cognitivas, os autores ainda ponderam que essa associação pode indicar uma anormalidade do neurodesenvolvimento que afetaria as habilidades intelectuais verbais.

Em uma revisão de estudos sobre a correlação entre sintomas da esquizofrenia e dificuldades cognitivas, Wykes e Van der Gaag[37] constataram as seguintes associações:

- **Delírios e alucinações**: conforme observado por Frith e Done,[67] diferentes habilidades de pensamento estão relacionadas a sintomas individuais. Por exemplo, a dificuldade de automonitoramento parece relacionar-se a experiências de alucinações. Alguns delírios, como o de ser controlado por forças extraterrestres, a inserção de pensamento e a passividade são o resultado da inabilidade do sujeito em reconhecer suas próprias ações, bem como em monitorar as intenções que as motivam. Essas dificuldades impedem o sujeito de diferenciar ações e eventos causados por agentes externos daqueles resultantes de seus próprios objetivos e planos. Em virtude da atribuição de seus próprios movimentos a causas externas, o sujeito torna-se passivo.
- **Sintomas negativos**: não são registradas relações específicas entre esses sintomas e domínios cognitivos específicos; porém, dados relacionam sintomas negativos a déficits cognitivos, embora essa relação dificilmente ultrapasse os 14%. Quando os sintomas negativos diminuem, os déficits os acompanham.
- **Desorganização**: característica referente à dificuldade do sujeito em manter suas intenções, distraindo-se a cada estímulo novo. Acredita-se estar relacionada a um conjunto de dificuldades cognitivas, particularmente planejamento e seleção de respostas para inibir reações impulsivas.
- **Depressão**: supõe-se estar associada a dificuldades na codificação da memória.

Harvey e Sharma,[26] assim como o estudo de Brébion e colaboradores,[69] percorreram o caminho contrário, buscando relacionar alguns prejuízos cognitivos com os sintomas da doença. Encontraram indícios de que os déficits atencionais estão mais ligados a sintomas de desorganização do que a sintomas negativos, sendo que pacientes com pior grau de atenção seletiva apresentariam maiores graus de distúrbio do pensamento formal. As dificuldades de funcionamento executivo, por sua vez, estariam correlacionadas à síndrome deficitária (presença de sintomas negativos, dificuldade em engajar-se em comportamento objetivo e motivado, dificuldades sociais e afetivas).

No mesmo sentido, McKenna[2] revisou estudos sobre sintomas da esquizofrenia e correlações cognitivas. O autor averiguou que dificuldades de atenção seletiva estavam também relacionadas a sintomas negativos. Como os pacientes têm dificuldade em filtrar os estímulos relevantes do ambiente, o sistema atencional fica sobrecarregado de informações. Assim, eles desenvolveriam estratégias para lidar com tal situação, como reduzir a velocidade com que tomam decisões, aumentar o tempo para emitir respostas e evitar estímulos do ambiente. Os resultados seriam uma diminuição da velocidade do pensamento e das ações, pobreza de fala, isolamento e apatia. Os delírios, por sua vez, seriam resultado de uma interpretação prematura dos eventos, como demonstrado em estudos nos quais eram apresentados aos pacientes dois recipientes com bolinhas nas cores vermelha e verde. O primeiro recipiente continha 85 bolas vermelhas e 15 verdes; o outro, 85 verdes e 15 vermelhas, informação que fora repassada aos pacientes. Ambos os recipientes ficavam escondidos, e o experimentador tirava uma bola por vez, mostrando-a ao paciente; este deveria, com base nas cores das bolas mostradas, decidir a qual das jarras pertencia cada uma. Os pacientes com presença de delírios tomavam decisões muito mais rápidas do que os não delirantes e os controles, chegando mesmo a tomar sua decisão com apenas uma bola retirada. Todavia, esses resultados são inconsistentes, precisando ainda de confirmação. No que se refere às alucinações, as auditivas seriam decorrentes de interpretações errôneas de sons ambientais como se fossem palavras, enquanto as visuais resultariam de imagens mentais tão vívidas que não se conseguisse diferenciá-las de percepções reais. Tais hipóteses, porém, não foram confirmadas posteriormente. Por fim, julga-se que os distúrbios de pensamento sejam o resultado de uma superinclusão, da dificuldade em selecionar e restringir o pensamento à tarefa executada ou, ainda, da inabilidade em separar estímulos externos de associações internas memorizadas. Isso levaria a associações não adequadas, que seriam incorporadas à fala, culminando em um discurso desorganizado.

Os estudos demonstram haver uma associação entre os déficits cognitivos e os sintomas da esquizofrenia, ainda que não esteja determinado com precisão qual déficit está associado a qual sintoma, nem exatamente como um influencia o outro. Addington[71] afirma que os sintomas negativos parecem ser responsáveis por uma pequena proporção da variância no prejuízo cognitivo (apenas 10%), o que explicaria a falta de consistência nos estudos. Já para Phillips e David,[72] a dificuldade em correlacionar sintomas positivos e dificuldades cognitivas se deve à falta de especificidade dos instrumentos neuropsicológicos. De qualquer modo, pesquisas sobre as diferenças de sintomas entre pacientes com desempenho neuropsicológico normal e outros com desempenho prejudicado indicaram poucas variações nos sintomas dos dois grupos, o que sugere estar o funcionamento cognitivo mais fortemente correlacionado à funcionalidade do que aos sintomas.[21]

Em resumo, há ainda muito a ser estudado sobre a relação entre os sintomas da esquizofrenia e as dificuldades cognitivas. Pode-se, no entanto, afirmar que estas não são causadas pelos sintomas positivos, pois podem estar presentes antes mesmo do início dos sintomas. Os prejuízos cognitivos parecem se relacionar aos sintomas negativos, mas não se pode afirmar que estes causam as dificuldades cognitivas. Do mesmo modo, não se pode afirmar que os déficits cognitivos são causados pela baixa motivação.

→ 4
Medicação e cognição

O uso de medicamentos antipsicóticos, ou neurolépticos, é indispensável no tratamento da esquizofrenia. Alguns autores comparam a descoberta da clorpromazina (primeira substância com efeitos antipsicóticos, sintetizada em 1950) com a descoberta da penicilina.[26] No entanto, ainda há dúvidas a respeito da ação desse tipo de medicamento sobre a cognição. A despeito de as pesquisas apresentarem dados variáveis, o fato é que tais medicamentos não são responsáveis pelas dificuldades cognitivas da esquizofrenia. Prejuízos na cognição já haviam sido descritos antes do advento dos antipsicóticos.

Até o momento, não há uma cura para a esquizofrenia, e o tratamento é mais eficaz quando usada uma combinação de farmacoterapia, psicoterapia e suporte familiar e social.[73]

Os medicamentos utilizados para o tratamento da esquizofrenia podem ser divididos, basicamente, em dois grupos: antipsicóticos de primeira geração (APGs), também chamados típicos ou convencionais, e antipsicóticos de segunda geração (ASGs), também conhecidos como atípicos.

A ideia de que os termos APG ou ASG descrevam um grupo homogêneo de medicamentos com mecanismos de ação, eficácia e efeitos colaterais similares é enganosa. Cada fármaco tem uma indicação diferente, e a decisão de qual utilizar deve ser tomada em conjunto com o paciente e seus familiares, considerando-se a resposta a medicamentos utilizados anteriormente, sensibilidade aos efeitos colaterais e o estágio da doença em que o paciente se encontra.[73]

De modo geral, as duas categorias de neurolépticos podem ser diferenciadas pelos efeitos que exercem sobre os sintomas dos pacientes. Os APGs exercem maior efeito sobre os sintomas positivos e apresentam respostas eficazes também sobre o comportamento violento. Estima-se uma taxa de resposta dos pacientes em torno de 60%. Por causarem diversos efeitos colaterais (p. ex., discinesia tardia, sintomas extrapiramidais, sedação, parkinsonismo, acatisia, síndrome neuroléptica maligna), a adesão a esse tipo de tratamento é menor, sendo que muitos pacientes têm de associar medicamentos anticolinérgicos para minimizar os efeitos indesejados. O uso dos anticolinérgicos pode afetar o desempenho em algumas medidas de atenção e memória.[26,74] Especula-se, ainda, que essas substâncias possam levar à piora dos sintomas negativos e depressivos.[73]

Já os ASGs apresentam diversas vantagens, como menos efeitos extrapiramidais, menor risco de discinesia tardia, melhores efeitos sobre os sintomas positivos e também negativos e possíveis efeitos benéficos sobre a cognição – fatores que facilitam a adesão ao tratamento.[26,75]

ANTIPSICÓTICOS DE PRIMEIRA GERAÇÃO *VERSUS* ANTIPSICÓTICOS DE SEGUNDA GERAÇÃO E SEUS EFEITOS SOBRE A COGNIÇÃO

Os efeitos (positivos ou negativos) dos antipsicóticos típicos sobre a cognição são limitados. Não foram encontrados efeitos desses medicamentos sobre as funções executivas e a memória. O grau de distraibilidade (atenção seletiva) e a vigilância parecem sofrer algum efeito de melhora com o uso dos APGs; já as áreas de habilidades motoras e aprendizagem procedural parecem ser negativamente afetadas. Entretanto, os resultados dos estudos não são uniformemente apresentados, sendo que algumas limitações metodológicas podem interferir, como a associação de outros medicamentos e o efeito de prática com as diversas aplicações dos instrumentos de avaliação neuropsicológicos.[26] Além disso, estudos com APGs apresentam uma questão metodológica que dificulta a avaliação dos resultados. Pelo fato de os APGs produzirem efeitos colaterais que afetam o controle motor, o desempenho dos pacientes em testes que envolvem velocidade psicomotora possivelmente apresentará prejuízos.[11]

Diversos estudos de comparação entre esses dois tipos de fármacos têm favorecido os ASGs, demonstrando que exercem efeito de melhora da cognição em comparação com os APGs. A clozapina parece exercer efeito positivo sobre a fluência verbal, a velocidade psicomotora e o funcionamento executivo; a risperidona parece melhorar o funcionamento executivo, a atenção seletiva e algumas medidas de memória; já a olanzapina parece exercer efeito positivo sobre as funções executivas, a atenção, a memória verbal, a memória de trabalho e a velocidade motora; a quetiapina parece influenciar positivamente a vigilância; e a ziprasidona parece auxiliar o funcionamento executivo, a atenção, a memória e as habilidades motoras. Desse modo, pode-se perceber que há variações no tipo de domínio cognitivo beneficiado por cada tipo de ASGs.[26] A fim de evitar um otimismo excessivo acerca dos efeitos dos ASGs sobre a cognição, alguns autores destacam que é preciso levar em conta questões metodológicas desses estudos, como tamanho da amostra, grau de prejuízo cognitivo apresentado pelos pacientes na linha de base (quanto maior ele for, menor parece ser o efeito de melhora dos ASGs sobre a cognição), randomização, cegamento dos avaliadores e pacientes, tipos de testes neuropsicológicos empregados, duração do ensaio, medicamentos associados, e até mesmo a necessidade de se determinar as doses desses medicamentos que proporcionariam um efeito ótimo sobre a cognição, já que essa dosagem pode ser diferente da empregada para a diminuição dos sintomas da esquizofrenia.[26,75] Um viés causado pelas publicações também não pode ser absolutamente descartado, sobretudo em estudos financiados pela indústria farmacêutica.[74] É possível que alguns estudos financiados e que apresentaram resultados negativos não tenham sido publicados.

A clozapina (ASG) é um fármaco utilizado para o tratamento de pacientes que não respondem adequadamente após tentativas com dois antipsicóticos (ASGs ou APGs) diferentes. Esses pacientes são classificados como refratários, e a clozapina mostra-se a melhor opção medicamentosa para esses casos.[76] Trata-se de um medicamento com poucos efeitos colaterais, sendo também utilizado em pacientes que não toleram doses adequadas de outros antipsicóticos devido a seus efeitos colaterais, bem como em pacientes com risco de suicídio. Paradoxalmente, a maior restrição a seu uso se deve a um importante efeito colateral – a agranulocitose – que pode ocorrer em 0,38% dos pacientes e é mais comum nas primeiras 18 semanas de tratamento. Tal contingência requer que pacientes usuários de clozapina sejam monitorados com exames de sangue semanais nos primeiros seis meses de tratamento. No entanto, ela vem recebendo algum destaque pelos possíveis efeitos positivos sobre a cognição.[73] Meltzer e colaboradores,[77] em uma revisão da literatura, destacaram que a clozapina parece exercer efeitos positivos sobre funções executivas, fluência verbal, atenção e recuperação da memória, e consideram tais melhoras razões para a expansão do emprego do medicamento na esquizofrenia. Mais recentemente, Meltzer[78] relatou que a clozapina foi a primeira medicação antipsicótica a se mostrar eficaz para a melhora de alguns domínios cognitivos, incluindo fluência verbal, aprendizagem verbal e memória; no entanto, apresentou efeito mínimo sobre a memória de trabalho e mesmo a piorou durante os primeiros seis meses de tratamento.

Em outro estudo de revisão, Meltzer e McGurk[79] identificaram todos os estudos sobre clozapina, olanzapina e risperidona (todas AS-Gs) que proporcionaram dados sobre cognição. Constataram que a clozapina parece afetar positivamente a maioria dos domínios cognitivos e que apresenta efeitos positivos importantes sobre a atenção e a fluência verbal, bem como evidências moderadas de melhora sobre as funções executivas. A risperidona possui efeitos positivos consistentes sobre a memória de trabalho, o funcionamento executivo e a atenção, mas melhoras sobre a aprendizagem verbal e a memória foram inconsistentes. A olanzapina parece contribuir para o funcionamento da memória, para a fluência verbal e o funcionamento executivo, mas não para a atenção, a memória de trabalho, a memória visual e a aprendizagem visual. Os autores ressaltam, porém, que ainda não está claro se as melhoras observadas são clinicamente significativas. Analisando estudos de comparação em pacientes não medicados e pacientes em uso de APGs, verificaram que estes últimos não tinham produzido muitos benefícios sobre a cognição e encontraram evidências de que prejudicam funções motoras e memória, mais uma vez corroborando-se uma possível superioridade dos ASGs.

Uma metanálise[80] foi conduzida com 15 estudos (3 estudos duplos-cegos, 12 estudos abertos) sobre antipsicóticos atípicos (ASGs). Três diferentes metanálises foram conduzidas nesse estudo: uma só com os estudos duplos-cegos, outra só com os abertos, e outra com ambos os tipos de estudo. Todos os procedimentos de análise apontaram que os antipsicóticos atípicos tinham sido significativamente mais eficientes do que os convencionais para a melhora do funcionamento cognitivo. Entretanto, em nenhum estudo as funções cognitivas avaliadas alcançaram desempenho em níveis normais.

Esses dados foram confirmados em duas outras metanálises,[74,75] que indicaram efeitos benéficos dos ASGs (clozapina, olanzapina, quetiapina e risperidona) sobre a atenção, as funções motoras, as funções executivas, a fluência verbal, a memória de trabalho e memórias visual e verbal de longo prazo.Contrariando esses dados, em uma comparação entre risperidona (ASG) e haloperidol (APG) em 38 pacientes com esquizofrenia (estudo duplo-cego, randomizado, uma semana de período de *wash-out* e 12 semanas com um dos dois medicamentos citados), não foram encontradas melhoras significativas na atenção sustentada de nenhum dos dois grupos.[81]

A maioria dos estudos de comparação entre APGs e ASGs inclui doses muito altas de APGs, o que pode contribuir para o efeito negativo sobre a cognição. Um estudo rigoroso[82] procurou solucionar essa questão comparando baixas doses de haloperidol com risperidona. Os achados indicaram que doses baixas de haloperidol produzem um efeito benéfico sobre a cognição após dois anos de tratamento.

No mesmo sentido, estudos de comparação e de metanálise mais recentes[83,84] encontraram efeitos de melhora de modestos a moderados em diversos domínios cognitivos com o uso de ambos os tipos de medicamentos.

No entanto, quando são avaliados os efeitos do uso de antipsicóticos em conjunto com programas de treino cognitivo, os ASGs parecem exercer efeitos mais positivos do que os APSs.

Um estudo bem controlado metodologicamente, no qual um programa de treino cognitivo (terapia de remediação neurocognitiva) foi comparado à terapia ocupacional, encontrou uma tendência de maior melhora cognitiva em pacientes que usavam medicamento ASG, apesar de a diferença não ser significativa. Além disso, foi identificado um efeito de interação entre o tipo de tratamento e o tipo de medicamento antipsicótico: dos pacientes que utilizavam APGs, 43% dos que participavam do grupo de treino cognitivo apresentaram melhoras na cognição, contra 33% do grupo-controle. Essa diferença ficou ainda maior no grupo que utilizou ASGs: 78% dos pacientes desse grupo apresentaram melhoras cognitivas, contra apenas 13% do grupo-controle. Tais resultados mostram que a interação entre o tipo de medicamento e o treino cognitivo é importante para se obterem ganhos cognitivos consistentes.[58]

Esse achado é semelhante ao encontrado em outro estudo[85] segundo o qual o tipo de medicamento pode potencializar os efeitos de um programa de treino cognitivo, sendo que os ASGs favorecem a melhora em algumas medidas cognitivas.

Em resumo, os ASGs parecem exercer maior efeito positivo sobre a cognição. No entanto, é importante enfatizar que os efeitos encontrados são modestos, e um efeito de treino pela repetição das avaliações neuropsicológicas pode influenciar os resultados.[11,74]

A Tabela 4.1 resume os dados encontrados sobre os ASGs, indicando o tipo de medicamento e os respectivos domínios cognitivos beneficiados.

Recentemente, uma revisão[86] analisou 118 ensaios clínicos (terminados e em andamento) registrados no *website* www.clinicaltrials.gov, sobre medicamentos para melhora cognitiva na esquizofrenia. O objetivo era identificar o que foi aprendido até o momento, que fatores contribuem para os resultados negativos, o que pode ser aprendido com os estudos em andamento e quais aspectos podem contribuir para estruturar ensaios futuros. Os autores identificaram que o tamanho das amostras em muitos estudos terminados ainda não é o ideal para se obter um bom poder estatístico. Os ensaios terminados tiveram uma duração média igual ou inferior a oito semanas, com amostras menores do que 100 pacientes; a maioria recrutou pacientes

→TABELA 4.1 Antipsicóticos de segunda geração e efeitos positivos sobre os domínios cognitivos

Medicamento	Domínios cognitivos beneficiados
Clozapina	Fluência verbal Velocidade motora Funções executivas Aprendizagem verbal Memória (especialmente recuperação) Atenção
Risperidona	Funções executivas Atenção Memória (recuperação de longo prazo) Memória de trabalho
Olanzapina	Funções executivas Atenção seletiva Vigilância Memória verbal Memória de trabalho Memória (recuperação de longo prazo) Velocidade motora Fluência verbal
Quetiapina	Vigilância Atenção seletiva Fluência verbal
Ziprasidona	Funções executivas Atenção Memória Funções motoras

estáveis, com idades entre 18 e 65 anos, e poucos estudos relataram a média de idade no início dos sintomas e o tempo de doença. Ainda que seja mais conveniente recrutar pacientes crônicos e estáveis, estes podem não ser os sujeitos com maiores chances de apresentar melhoras na cognição. Uma amostra de pacientes mais jovens e com início recente da doença pode apresentar resultados mais positivos, tanto em estudos sobre os efeitos de medicamentos como naqueles que empregam programas de treino cognitivo. Isso porque pacientes mais jovens têm maior potencial de neuroplasticidade.

Estudos em andamento tendem a ser mais longos, ter amostras maiores e empregar baterias cognitivas padronizadas, indicando que alguns aspectos metodológicos vêm sendo cuidados. No entanto, apesar de o número de estudos com amostras suficientes para detectar tamanhos de efeitos médios ter dobrado em comparação com os estudos já terminados, mais da metade dos estudos em andamento ainda tem amostras inadequadas. Um aspecto não considerado parece ser o fato de que, para se obter efeitos entre pequenos e médios nas medidas neurocognitivas, a exigência sobre o tamanho das amostras aumenta. Além disso, ainda permanece a questão da influência do perfil cognitivo dos pacientes, não estando claro se os pacientes mais prejudicados apresentam um efeito de chão em testes cognitivos, dificultando a interpretação dos dados.

Dentre os estudos já completados, metade não publicou os dados em domínios públicos, muito menos foram publicados em revistas científicas, tornando difícil analisar os fatores que podem ter contribuído para os resultados negativos. Por fim, os autores concluem que, como os estudos em andamento dispõem de amostras maiores e mais variadas, poderão aumentar a probabilidade de identificar tratamentos com resultados positivos sobre a cognição na esquizofrenia.

Em relação ao tipo de medicamento antipsicótico e perfil de resposta dos pacientes, não foram encontradas diferenças na magnitude de mudanças cognitivas obtidas com APGs em pacientes refratários em comparação com não refratários. O mesmo foi constatado em estudos com ASGs, embora pareça haver alguma diferença dos efeitos de diferentes ASGs sobre a cognição nesse grupo de pacientes. De qualquer forma, resultados preliminares indicam que tais mudanças são sutis e mais estudos são necessários.[87]

A fim de tentar solucionar a importante questão metodológica relativa aos instrumentos de avaliação neuropsicológica utilizados nos estudos de eficácia dos antipsicóticos sobre a cognição, o National Institute of Mental Health (NIMH) criou a iniciativa MATRICS (Measurement and Treatment Research to Improve Cognition in Schizophrenia). O objetivo principal desse grupo era determinar uma bateria de avaliação-padrão da cognição para ser utilizada em estudos de fármacos para melhorar a cognição na esquizofrenia. Sete domínios foram selecionados para avaliação: memória de trabalho, atenção/vigilância, aprendizagem e memória verbal, aprendizagem e memória visual, raciocínio e resolução de problemas, velocidade de processamento e cognição social.[88] A bateria final selecionada inclui 10 testes, é de rápida aplicação (estimada em 65 minutos) e facilmente aprendida por profissionais.[89,90] A Tabela 4.2 ilustra os domínios cognitivos selecionados e seus respectivos instrumentos de avaliação. Os autores sugerem que os testes sejam aplicados na ordem apresentada na tabela.

→**TABELA 4.2** Bateria cognitiva MATRICS

Domínios cognitivos	Testes
Velocidade de processamento	Trail Making Test, parte A Brief Assessment of Cognition in Schizophrenia, subteste de codificação de símbolos
Aprendizagem verbal	Hopkins verbal learning test-revised, recuperação imediata
Memória de trabalho (não verbal)	Weschler Memory Scale-III, subteste *span* espacial
Memória de trabalho (verbal)	Teste de *span* número-letra
Raciocínio e resolução de problemas	Neuropsychological Assessment Battery, subteste labirintos
Aprendizagem visual	Brief Visuospatial Memory test-revised
Velocidade de processamento	Fluência verbal – categoria animais
Cognição social	Mayer-Salovey-Caruso Emotional Intelligence Test – gerenciamento de emoções
Atenção/vigilância	Continuous Performance Test, versão de pares idênticos

Fonte: Nuechterlein e colaboradores.[89]

→ 5

Treino cognitivo: como montar e avaliar um programa de tratamento

A história da reabilitação neuropsicológica é relativamente recente. A Primeira e a Segunda Guerras Mundiais influenciaram significativamente os avanços nesse campo, já que estudiosos da área procuravam compreender como as diversas lesões neurológicas se manifestavam no comportamento humano e como poderiam ser tratadas.[91] Durante a Segunda Guerra Mundial, na União Soviética, o neuropsicólogo Alexander Romanovich Luria teve um papel importante na reabilitação neuropsicológica, pois foi o responsável pela organização de um hospital para soldados com lesões cerebrais.[29]

Os termos reabilitação neuropsicológica, reabilitação cognitiva, treino cognitivo ou remediação cognitiva têm sido usados como sinônimos para descrever qualquer programa sistemático de terapia ou tratamento destinado à recuperação ou à modificação das capacidades cognitivas de um indivíduo após lesão cerebral adquirida.[47,92-94] A denominação mais apropriada no caso da esquizofrenia seria a de "treino cognitivo".[94] Isso porque "remediação" implica um tratamento curativo; já o termo "reabilitar" é definido pelo dicionário como "restaurar a uma condição de saúde ou atividade normal". Considerando que a esquizofrenia é uma perturbação do neurodesenvolvimento em que é difícil precisar um nível de funcionamento pré-mórbido, acredita-se que um funcionamento normal ou quase normal raramente seja possível.[94]

Para D'Almeida e colaboradores,[95] a reabilitação cognitiva objetiva melhorar a qualidade de vida dos pacientes e familiares, otimizando o aproveitamento das funções preservadas ou parcialmente preservadas e utilizando, para isso, o ensino de "estratégias compensatórias, a aquisição de novas habilidades e a adaptação às perdas permanentes". O processo de reabilitação pode proporcionar ainda uma conscientização do paciente a respeito de suas capacidades remanescentes, o que leva a uma mudança na autopercepção e, possivelmente, uma aceitação de sua nova realidade.

A neuropsicóloga britânica Barbara Wilson[96] diferencia a reabilitação cognitiva da neuropsicológica. A reabilitação cognitiva visa "capacitar pacientes e familiares a conviver, lidar, contornar, reduzir ou superar as deficiências cognitivas resultantes de lesão neurológica", mas se dedica principalmente à melhora das funções cognitivas por intermédio de treinos cognitivos. Já a reabilitação neuropsicológica é mais ampla, pois, além de tratar os déficits cognitivos, objetiva também tratar as alterações de comportamento e emocionais, melhorando a qualidade de vida do paciente.

A reabilitação cognitiva seria, então, apenas um componente da reabilitação neuropsicológica, sendo que esta abarcaria ainda a psicoterapia, o estabelecimento de um ambiente terapêutico, o trabalho com familiares e o trabalho de ensino protegido com os pacientes.[97]

Neste livro, serão usados de preferência os termos treino cognitivo ou reabilitação cognitiva, por se tratarem de atividades mais específicas, destinadas à melhora das funções atencionais e mnêmicas. No entanto, é importante ressaltar que as atividades aqui propostas podem ser incluídas em um programa mais amplo de reabilitação neuropsicológica.

Há duas estratégias mais amplas, segundo Wilson:[96] a abordagem restauradora e a abordagem compensatória. A abordagem restauradora, também chamada remediadora,[98] consiste em reforçar padrões de comportamento previamente adquiridos, em uma tentativa de restaurar a função perdida. Por exemplo, terapeutas que trabalham com pacientes que sofreram acidentes vasculares cerebrais (AVCs) e que perderam a habilidade de andar e falar tentarão ensiná-los novamente a andar e a falar. Essa abordagem, que parte do princípio de que é possível restaurar a função cognitiva ao nível do funcionamento anterior ao início da doença, envolve exercícios repetitivos (*drill and practice*) que focam em aspectos específicos da cognição. Já a abordagem compensatória estabelece novos padrões de atividade cognitiva ou mecanismos compensatórios para cada sistema cognitivo prejudicado.[93,96] As estratégias compensatórias, que podem ser empregadas quando a taxa de recuperação natural do paciente diminuiu ou cessou, são estruturadas a partir da remoção da necessidade de um paciente de funcionar de determinada maneira. Essa função passa a ser provida no ambiente ou por ele, diminuindo a necessidade de o próprio sujeito iniciar operações cognitivas.[96,99] Por exemplo, uma pessoa com prejuízos intelectuais graves pode ser auxiliada a se adaptar em um ambiente devidamente estruturado com sinais, rotulação de portas e armários, lembretes e alarmes para as tomadas da medicação.

Os dois métodos mais importantes de compensação em reabilitação neuropsicológica são:

1. ensinar as pessoas a utilizarem suas habilidades residuais de modo mais eficiente;
2. encontrar um meio alternativo de alcançar os objetivos desejados.

Assim, essa abordagem se baseia principalmente em princípios comportamentais de reforçamento e modelação.[98] Outros exemplos de estratégias compensatórias incluem: ensinar pessoas afásicas a se comunicar por meio da linguagem de sinais ou de símbolos visuais; fornecer audiolivros para pessoas cegas; usar estratégias mnêmicas para pessoas com amnésia.[96] Suportes externos não eletrônicos podem incluir cadernos, agendas, calendários e lousas ou quadros de aviso. Exemplos de suportes externos eletrônicos incluem *palmtops*, celulares, despertadores, *beeps*, etc.[99]

Hodel e Brenner[30] propõem outro sistema de classificação para os procedimentos de treino que têm como objetivo reduzir os déficits associados especificamente à esquizofrenia: abordagens diretas, indiretas ou combinadas. As abordagens diretas têm como foco a remediação das funções cognitivas elementares, especialmente atenção e memória; o treino ocorre mediante a repetição das tarefas cognitivas. As abordagens indiretas são intervenções orientadas ao comportamento e incluem princípios da terapia cognitivo-comportamental (estratégias de aprendizagem, reestruturação cognitiva) que tem como objetivo modificar comportamentos desadaptativos e melhorar as habilidades sociais. As abordagens combinadas mesclam procedimentos das abordagens diretas e indiretas.

Há quatro principais embasamentos teóricos para a reabilitação cognitiva, todos com vantagens e desvantagens:[96]

- **Re-treino cognitivo**: treinar novamente a cognição por meio de exercícios, prática e estimulação. Frequentemente esses exercícios são computadorizados. Essa abordagem pressupõe ser possível remediar déficits cognitivos, ou seja, restaurar as funções cognitivas para um nível de funcionamento anterior ao início das dificuldades. As principais desvantagens são que essa abordagem falha em abarcar as dificuldades cotidianas derivadas dos prejuízos das funções cognitivas (os déficits funcionais), as consequências emocionais, sociais ou comportamentais derivadas das dificuldades do paciente e a generalização dos ganhos do treino para a vida diária.

- **Teoria neuropsicológica cognitiva**: argumenta que, antes de um déficit cognitivo ser tratado, o profissional precisa ter em mente um modelo de como tal função é adquirida normalmente. Uma vez que o déficit tenha sido avaliado com cuidado, o tratamento é selecionado para se encaixar no modelo de interpretação teórica do prejuízo de tal função. O tratamento envolve treino do componente cognitivo prejudicado, baseado no modelo teórico subjacente. Apesar de tais modelos teóricos serem úteis em identificar a natureza do prejuízo e de oferecerem explicações sobre o fenômeno, eles proveem pouca informação sobre o tratamento em si, ou seja, dizem o que deve ser tratado, mas não como tratar. Além disso, essa abordagem é geralmente usada para pacientes que têm déficits puros ou únicos, enquanto, na prática clínica, a maioria dos pacientes tem déficits variados.
- **Abordagens combinadas**: combinam teorias e metodologias de diversos campos, especialmente neuropsicologia, psicologia cognitiva e psicologia comportamental. A neuropsicologia fornece um entendimento da organização do cérebro; a psicologia cognitiva, uma conceitualização do funcionamento cognitivo; e a psicologia comportamental, diversas ferramentas de tratamento que podem ser modificadas para pessoas com danos cognitivos, em conjunto com uma estrutura para análise dos problemas e avaliação dos efeitos do tratamento.
- **Abordagem holística**: os aspectos cognitivos, psiquiátricos e funcionais das lesões cerebrais não deveriam ser separados de emoções, sentimentos e autoestima. Programas holísticos incluem terapia individual e em grupo nas quais os pacientes são ensinados a se conscientizarem de suas habilidades e dificuldades, ajudados a aceitar e entender os exercícios cognitivos, auxiliados a desenvolver habilidades compensatórias e recebem aconselhamento vocacional. Esses programas parecem resultar em menor desconforto emocional, aumento da autoestima e maior produtividade, porém consomem mais tempo e recursos.

Como se pode observar, as técnicas para melhorar o desempenho cognitivo são bastante heterogêneas, variando de acordo com a natureza das dificuldades cognitivas do paciente, das habilidades e do treinamento dos membros da equipe e do meio pelo qual o treinamento ou reabilitação ocorrerá – por exemplo, computador, terapia individual ou terapia em grupo.[92]

Tanto na reabilitação neuropsicológica (mais ampla) como na cognitiva, o profissional pode empregar estratégias restauradoras, compensatórias ou ambas. A Figura 5.1 oferece um resumo desses conceitos, de acordo com o proposto por Barbara Wilson[96] e Hodel e Brenner.[30] O processo de reabilitação exige participação ativa do paciente ou cliente e dos cuidadores a fim de que o paciente obtenha o funcionamento mais adequado possível no ambiente mais apropriado.[96] Um programa de reabilitação cognitiva para pessoas com lesões cerebrais adquiridas pode envolver cinco fases,[29] sendo que o portador de esquizofrenia pode passar pelo mesmo ciclo:

1. **Conscientização**: é o momento em que o paciente toma contato com seus déficits, percebendo suas perdas e futuras possibilidades. Os dados da avaliação neuropsicológica feita inicialmente podem ser utilizados para apontar os déficits para o paciente e seus familiares.

Reabilitação cognitiva	▪ Estratégias compensatórias
	▪ Estratégias restauradoras:
	  - Teoria neuropsicológica cognitiva
	  - Retreino cognitivo
	▪ Ambas:
	  - Abordagens combinadas

Reabilitação neuropsicológica	▪ Estratégias compensatórias ▪ Estratégias restauradoras ▪ Ambas: - Abordagem holística

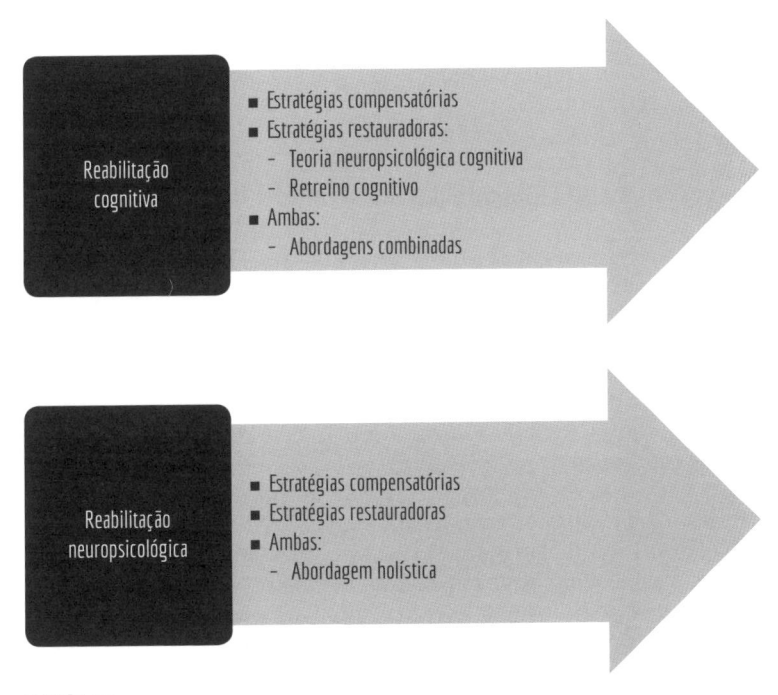

FIGURA 5.1
Abordagens para a reabilitação neuropsicológica e cognitiva.
Fonte: Wilson,[96] Hodel e Brenner.[30]

2. **Aceitação:** momento em que o paciente e seus familiares compreendem e aceitam as dificuldades encontradas. Nesse período, é importante motivar o paciente para que ele colabore ativamente com o programa de reabilitação.
3. **Compensação:** início do programa de reabilitação em si, utilizando estratégias e instrumentos adequados.
4. **Autonomia:** fase na qual o paciente já consegue realizar algumas atividades em que antes tinha dificuldade. Nem sempre essa fase é alcançada por completo, pois os tipos e a gravidade dos déficits cognitivos interferem no grau de independência passível de obtenção.
5. **Ajustamento:** é o momento de adaptação do paciente e de seus familiares à nova condição de vida. Aqui pode estar incluída também a adaptação do ambiente que cerca o paciente a fim de facilitar sua vida diária (uso de estratégias compensatórias).

O terapeuta representa um papel essencial no tratamento, devendo estar atento à sua própria postura e ser sensível ao ritmo e à velocidade do paciente, cuidando para que sua própria ansiedade não interfira no trabalho.[29]

A PREPARAÇÃO DO PROGRAMA DE TREINO COGNITIVO

Os diversos programas descritos na literatura e muitos estudos publicados sugerem que existe mais de uma maneira de se planejar um programa de reabilitação eficiente: trata-se de um processo de raciocínio clínico e não necessariamente de um conjunto fixo de técnicas a serem seguidas.[100] É importante salientar para o paciente que nem sempre é possível restaurar por completo a função cognitiva prejudicada, embora seja possível encontrar maneiras de minimizar os problemas cotidianos.[96]

O processo de reabilitação pode beneficiar-se muito das teorias da psicologia comportamental. Para McMillan e Greenwood,[101] a reabilitação envolve diversas áreas da psicologia, como a neuropsicologia clínica, a análise do comportamento, o treino cognitivo e a psicoterapia. A psicologia comportamental é muitas vezes alvo de críticas, até mesmo de psicólogos de outras abordagens, que a consideram reducionista, fria, tendo como único objetivo treinar mecanicamente o paciente a comportar-se de determinada forma, sem considerar suas emoções, pensamentos, desejos e personalidade. No entanto, essas manifestações psicológicas, que não são sempre claramente observáveis, são chamadas, na psicologia comportamental, de eventos privados ou comportamentos encobertos, sendo tão importantes quanto os eventos observáveis. Dessa forma, a psicologia comportamental considera todos os comportamentos encobertos de extrema importância no tratamento de qualquer paciente.[91] Para Barbara Wilson, grande defensora da aplicação de procedimentos comportamentais para a reabilitação neuropsicológica, a psicologia comportamental é tão benevolente e humana como qualquer outra abordagem quando aplicada corretamente, e o cuidado e a atenção ao paciente devem constar da prática profissional de qualquer psicólogo, independentemente de qual filosofia pessoal ou teórica ele siga.[100]

De fato, a reabilitação cognitiva vem sendo considerada um tratamento comportamental para a esquizofrenia.[102] Muitos programas de reabilitação desenvolvidos para a esquizofrenia utilizam-se amplamente de técnicas comportamentais[11,103-107] ou embasam-se na terapia cognitivo-comportamental,[108] neste último caso, visando especificamente ensinar ao paciente estratégias alternativas de processamento de informação.

A AVALIAÇÃO NEUROPSICOLÓGICA

O primeiro passo para se elaborar um programa de treino cognitivo é realizar uma avaliação neuropsicológica para se mensurarem as fraquezas cognitivas e também para que se verifique quais funções estão intactas.

A avaliação neuropsicológica é feita por meio de uma entrevista inicial detalhada e da aplicação de instrumentos ou testes neuropsicológicos (ou baterias de testes), alguns adaptados e validados para a população brasileira. Os instrumentos amplamente utilizados e respaldados na literatura internacional, mas que não estão validados para a população brasileira, são úteis ao diagnóstico clínico, mas seus resultados devem ser interpretados com cautela. Para embasar a elaboração de um programa de treino cognitivo, é importante que a avaliação neuropsicológica seja geral, fornecendo um panorama completo do funcionamento cognitivo do paciente.

A entrevista inicial permite ao profissional identificar como as dificuldades cognitivas surgiram, como elas se refletem no dia a dia do paciente e impactam sua vida, como era o funcionamento do paciente antes de as dificuldades se manifestarem, se alterações emocionais e de comportamento acompanharam o aparecimento dessas dificuldades, quais são os objetivos do paciente, o que ele espera alcançar com o tratamento, quais são as atividades em que ele sente mais dificuldade e em quais gostaria de melhorar. Os hábitos, o afeto e a motivação do paciente podem interferir significativamente no nível de funcionamento cognitivo diário, por isso é importante uma cuidadosa entrevista clínica.[99] Além da entrevista com o próprio paciente, por vezes faz-se conveniente e necessária uma entrevista com familiares ou cuidadores. Essas pessoas podem fornecer informações adicionais sobre o funcionamento do paciente, além de contribuírem com informações que o próprio paciente pode não saber precisar ou das quais não se recorde. Dados sobre empregos anteriores e o atual, interesses e *hobbies* também fornecem pistas úteis sobre possíveis forças cognitivas e maneiras de motivar o paciente.[11]

A partir dos dados obtidos na entrevista inicial, o neuropsicólogo pode começar a selecionar os instrumentos de avaliação neuropsicológica mais adequados. Essa escolha deve levar em conta quais funções cognitivas se pretende avaliar, a idade e a escolaridade do paciente, bem como o tipo de lesão/dificuldade cognitiva ou transtorno neuropsiquiátrico. Esses fatores são importantes também para que se determine a duração da avaliação. O processo de avaliação neuropsicológica pode demandar muitas horas, sendo que o profissional deve estar atento ao nível de cansaço e à motivação do paciente, pois estes podem interferir negativamente nos resultados. Muitas vezes é preciso dividir o processo de avaliação em diversas sessões de duração mais curta, garantindo que se obtenha um bom grau de colaboração do paciente.

Em pacientes com esquizofrenia, a avaliação é desaconselhada para aqueles que apresentam muitos sintomas psicóticos, desorganizados, depressão ou agitação, pois esses são fatores que pioram a cognição e atrapalham a interpretação dos resultados. Comorbidades como dependência de álcool ou drogas também podem afetar o desempenho, intensificando as dificuldades cognitivas. É recomendado que, sempre que possível, tais problemas sejam resolvidos antes do início da avaliação neuropsicológica.[11]

A Tabela 5.1 oferece exemplos de testes que podem ser empregados de acordo com a função cognitiva avaliada. Essa lista não é definitiva e não esgota todos os instrumentos de avaliação neuropsicológica disponíveis, que são inúmeros. As funções cognitivas também não estão subdivididas em seus subdomínios, sendo que um determinado teste pode ser mais específico para certo subdomínio cognitivo.

A AVALIAÇÃO COMPORTAMENTAL

Obter apenas uma medida quantitativa do funcionamento cognitivo de um paciente pode ser arriscado, pois dois pacientes com lesões completamente diferentes podem apresentar pontuações muito similares ou idênticas na avaliação neuropsicológica. Além disso, instrumentos de avaliação neuropsicológica nem sempre são sensíveis o suficiente para indicar melhoras obtidas com um programa de reabilitação cognitiva. Muitas vezes, o paciente obtém, com o tratamento, benefícios importantes que melhoram seu funcionamento diário e sua qualidade de vida, mas os dados da avaliação neuropsicológica podem não apontar mudanças nas pontuações dos testes.

A avaliação neuropsicológica, apesar de imprescindível para o planejamento da reabilitação ou treino cognitivo, não oferece dados mais detalhados sobre como as dificuldades aparecem no dia a dia, como a família lida com essas dificuldades, como o ambiente interfere no comportamento, e o que o paciente quer alcançar. A psicologia comportamental pode oferecer um suporte já nessa fase. A avaliação comportamental permite um processo contínuo de avaliação, visto que identifica pontos a serem incluídos no tratamento e também avalia a eficácia deste. Ou seja, o terapeuta pode avaliar o paciente continuamente durante o tratamento.[91]

A avaliação comportamental[109] pode incluir a aplicação de escalas comportamentais, *checklists* e a observação direta do paciente em suas atividades. Dado que a observação direta demanda tempo e deslocamento do profissional, para aqueles que trabalham em consultórios particulares nem sempre é possível que o paciente seja observado em outros ambientes além deste. Familiares e cuidadores podem auxiliar. Sua ajuda e seu envolvimento no tratamento são benéficos e importantes, mas vale lembrar que suas opiniões e suas observações estão sujeitas a vieses, sendo que respostas diferentes entre familiares e pacientes não indicam, necessariamente, falta de *insight*, percepção ou mesmo negação do paciente.[11,100]

O principal instrumento da avaliação comportamental é a observação direta. Inicialmente, as queixas do paciente precisam ser bem definidas para que possam ser observadas. Por exemplo, "dificuldade de concentração" é uma queixa vaga que precisa ser esmiuçada: em que situações/ambientes o paciente tem dificuldade de se concentrar? Em que atividades ela ocorre (leituras, participar em conversas, assistir a aulas ou filmes)? Qual o período de tempo máximo em que o

→ **TABELA 5.1** Testes neuropsicológicos e as funções cognitivas que avaliam

Testes ou baterias	Funções avaliadas
Weschler Intelligence Scale for Children (WISC)[110] Weschler Adult Intelligence Scale (WAIS)[111] Weschler Abbreviated Scale of Intelligence (WASI)[112] Teste de Inteligência geral- não verbal (TIG-NV)[113] Matrizes Progressivas de Raven[114]	Eficiência intelectual ou inteligência geral
Dígitos (WAIS)[111] FAS[115] Stroop Color Naming Test[116] Trail Making Test (A e B)[48] Teste de Cancelamento[117] Informação (WAIS)[111] CPT (Continuous Performance Test)[48,115]	Atenção
Teste de Memória Comportamental Rivermead[118] Wescheler Memory Scale III (WMS III)[145] Figura Complexa de Rey[115]	Memória
Selective Reminding Test (SRT)[48] Rey Auditory Verbal Learning Test (RAVLT)[115] Rey Visual Desing Learning Test (RVDLT)[115] FULD Object Memory Evaluation (FOME)[48]	Processos de aprendizagem
FAS[115] Vocabulário (WAIS)[111] Boston Naming Test[115]	Linguagem
Wisconsin Card Sorting Test (WCST)[115] Arranjo de figuras (WAIS)[111] Semelhanças (WAIS)[111] Compreensão (WAIS)[111]	Funções executivas
Hooper Visual Organization Test[115]	Funções visuais
Desenho do Relógio[115] Figura Complexa de Rey[110,111] Cubos (WAIS ou WISC)[110,111]	Praxia construtiva

paciente consegue manter sua concentração? Há variações no nível de concentração em diferentes períodos do dia? Munido desses dados, o profissional passa a registrar a frequência com que as dificuldades do paciente ocorrem, obtendo, assim, uma linha de base. O registro pode ser feito simplesmente anotando a frequência de ocorrência dos comportamentos durante certo período de tempo. No caso de um comportamento que ocorra com uma frequência tão grande que se torne inviável contá-la, pode-se fazer registros de intervalos ou de duração. No registro de intervalo, observa-se se o comportamento ocorreu ou não em intervalos de tempo determinados. Já no registro de duração, observa-se por quanto tempo o comportamento-problema (ou queixa) se mantém: por exemplo, por quanto tempo o paciente se manteve distraído durante uma aula. Alguns instrumentos facilitam esse registro: contadores, cronômetros, gravadores de voz e vídeo.[100] O número de sessões para se obter uma boa linha de base pode variar, mas quatro sessões parecem ser suficientes para comportamentos que não apresentam muita variação. Para comportamentos que variam muito, pode-se precisar de mais sessões, bem como de um detalhamento de fatores que possam estar interferindo, como, por exemplo, horário do dia, cansaço, presença de algumas pessoas, etc.

Desde o processo de avaliação neuropsicológica, nas entrevistas com o paciente, familiares e/ou cuidadores e mesmo durante o processo de reabilitação, é fundamental que o profissional esteja atento às contingências que podem interferir nas dificuldades cognitivas do paciente e até mesmo contribuir para mantê-las. Na psicologia comportamental, a avaliação das contingências é chamada de análise funcional.

A análise funcional é o exame dos eventos que antecedem e sucedem a ocorrência de um comportamento (ou resposta) ou classe de comportamentos. Os eventos que antecedem um comportamento são chamados estímulos antecedentes (ou apenas antecedentes) e os eventos que lhe sucedem são chamados estímulos consequentes (ou apenas consequentes). Sendo a análise composta por três termos – antecedentes, resposta e consequentes –, é por vezes chamada de tríplice contingência.[109,119]

Tanto os estímulos antecedentes como os consequentes podem contribuir para manter ou até aumentar a frequência de comportamentos incompatíveis com os objetivos visados pela reabilitação cognitiva. Por exemplo, o paciente pode estar recebendo muita atenção social (estímulos consequentes) por um comportamento inadequado. Enquanto essa contingência não for alterada, o comportamento inapropriado persistirá. De forma semelhante, um paciente com prejuízos de memória pode ter dificuldade em colocar em prática estratégias aprendidas na reabilitação cognitiva porque familiares receosos continuam a organizar as atividades por ele, funcionando como sua memória (estímulos antecedentes) e reforçando a dependência.

APRESENTAÇÃO DOS RESULTADOS

O processo de avaliação termina com uma entrevista devolutiva, na qual o profissional explicará os resultados e seus significados para o paciente e seus familiares.

Os dados da avaliação não devem ser usados para explicar ao paciente a gama de déficits que ele apresenta, mas sim para discutir forças e dificuldades cognitivas, salientando as maneiras pelas quais o paciente lida com suas dificuldades cognitivas e tenta compensá-las. Muitos pacientes têm clareza de suas dificuldades cognitivas e de como elas interferem em sua vida diária, enquanto outros não apresentam o mesmo grau de *insight*. A avaliação inicial auxilia o profissional a conscientizar os pacientes com menor grau de *insight* sobre suas dificuldades, na medida em que fornece dados externos objetivos. Os achados devem ser apresentados de maneira sensível e não confrontativa, para que as dificuldades não sejam entendidas como catastróficas ou estigmatizantes. A avaliação contribui, ainda, para começar a educar o paciente sobre o papel das funções cognitivas no dia a dia e para explicar os objetivos do treino cognitivo, oferecendo uma racional clara para o tratamento. Em última instância, esse processo facilita o engajamento do paciente no tratamento.[11]

O PROGRAMA DE REABILITAÇÃO OU TREINO COGNITIVO

De posse dos dados das avaliações neuropsicológica e comportamental, é possível começar a montar um programa de reabilitação ou treino cognitivo. A escolha das atividades de treino dependerá de quais são as funções mais prejudicadas, mas também, e de maneira especial, dos objetivos do paciente. Como a colaboração e o engajamento deste são essenciais para o treino cognitivo, é importante que ele se sinta motivado e interessado no programa. Há pouca utilidade em almejar, por exemplo, melhorar a atenção do paciente para que ele possa ler romances, se tal atividade não é motivadora para ele. O neuropsicólogo pode e deve ser criativo na elaboração das atividades de treino. Jogos de tabuleiro, jogos computadorizados, música, vídeos e leituras podem ser empregados, sendo fundamental que o paciente compreenda o sentido da atividade.

Assim, é importante explicar qual função cognitiva será trabalhada na sessão, em que situações cotidianas ela é empregada e por que o bom desempenho dela é importante. Isso pode ser feito dirigindo-se perguntas ao paciente, complementadas com informações oferecidas pelo profissional. Por si só, essa já é uma atividade de estimulação cognitiva, pois exige que o paciente exercite sua capacidade de raciocínio e compreensão e comece a pensar sobre as próprias funções cognitivas (metacognição).

Para Wykes,[120] não há formulações prontas a serem empregadas em programas de reabilitação neuropsicológica; o ensino das técnicas deve levar em conta a variabilidade dos pacientes, adaptando-se a ela.

É essencial que o grau de complexidade das atividades seja modulado para as dificuldades do paciente, e que este seja readaptado sempre que necessário ao longo do tratamento. As tarefas de treino, já no início do tratamento, devem levar em conta a profundidade dos déficits cognitivos para que o paciente obtenha algum grau de sucesso nas atividades. Isso garante que a motivação seja mantida e também estimula a autoeficácia,* que consequentemente tem um efeito positivo sobre a autoestima.[11] É importante, ainda, que o paciente não se sinta desvalorizado ou diminuído pelo uso de um material que ele acredite ser infantil;[29] assim, expor a racional por trás de cada atividade faz-se crucial.

A psicologia comportamental e cognitiva contribui também para a montagem das atividades de treino. Há uma quantidade enorme de procedimentos e técnicas comportamentais e cognitivas que podem ser utilizadas. Nesse sentido, uma formação em terapia cognitivo-comportamental (TCC) é extremamente vantajosa para o neuropsicólogo.

---

* Derivado da teoria de Albert Bandura sobre Cognição Social, o termo se refere à habilidade de atingir os resultados desejados. A percepção da autoeficácia inclui as crenças sobre a própria capacidade ou habilidade em alcançar objetivos planejados.[121]

A psicologia comportamental oferece, ainda, suporte para pontos importantes a serem considerados no planejamento do treino cognitivo:[100]

- Determinar claramente os objetivos do tratamento. Por exemplo: "permanecer em uma tarefa por 15 minutos, 3 vezes por dia, por 5 dias consecutivos". Esses objetivos podem ainda ser adaptados ao grau de prejuízo apresentado pelo paciente. Objetivos maiores e mais difíceis de serem alcançados podem ser fracionados em etapas menores que progridam em dificuldade, até que se alcance o objetivo final. Em psicologia comportamental, essa estratégia é chamada *modelagem* (*shaping*) ou reforçamento por aproximações sucessivas. Usando o exemplo anterior (permanecer em uma tarefa por 15 minutos), tal objetivo pode ser dividido nos seguintes passos: permanecer na tarefa por 3 minutos; em seguida, por 5; e, posteriormente, por 8 minutos. Após obter sucesso em cada um dos passos menores, o paciente é reforçado pelo terapeuta e passa-se para o passo seguinte, até que ele consiga manter-se 15 minutos em uma tarefa. O ponto de partida deve ser sempre individualizado, ou seja, adaptado para cada paciente. Parte-se de um comportamento que o paciente consiga emitir sem muitas dificuldades. Caso contrário, o tratamento se tornará uma fonte de frustração.
- Reconhecer as conquistas do paciente por meio de motivadores ou reforçadores. Podem ser elogios verbais ("parabéns", "você diminuiu 30 segundos para fazer esta tarefa") ou algo mais concreto, como a economia de fichas. Nesse procedimento, são atribuídos pontos cada vez que o paciente alcança um objetivo. Combina-se com o paciente que, após determinado número de pontos, ele pode escolher algum prêmio (passeios, mais tempo de visita, ir ao cinema, etc.). O prêmio escolhido deve ser valorizado pelo paciente, isto é, ser reforçador. O que é reforçador para um indivíduo pode ser aversivo para outro, portanto, a observação comportamental cuidadosa é essencial na escolha dos reforçadores mais poderosos para cada indivíduo.
- Avaliar que técnicas comportamentais podem ser mais eficazes para cada dificuldade e analisar se tal procedimento é compatível com as habilidades cognitivas atuais do paciente, a fim de garantir que ele se beneficie da atividade.
- Monitorar e avaliar o progresso do tratamento. Isso pode ser feito com reavaliações neuropsicológicas e comportamentais. A avaliação durante o tratamento permite que o profissional faça modificações e ajustes, caso sejam necessários.

- Cuidar da generalização dos ganhos obtidos para além do ambiente do consultório.

Wykes e Reeder[11] salientam ainda outros procedimentos da TCC que podem ser usados para facilitar o ensino das estratégias de reabilitação, como o questionamento socrático. Este consiste em fazer perguntas abertas a fim de se obter informações do paciente. Tal procedimento permite que o paciente busque informações dentre a gama de conhecimentos que já possui para responder às questões, fazendo comparações entre a experiência atual e passada. Isso é particularmente importante para o desenvolvimento de habilidades metacognitivas.

A generalização dos ganhos é o "calcanhar de Aquiles" da reabilitação cognitiva, pois ainda não está estabelecido como fazê-lo. Em última análise, sendo o objetivo principal de um programa de reabilitação cognitiva a melhora do paciente em suas atividades diárias, é importante que o que foi aprendido no ambiente terapêutico seja transferido para a vida cotidiana.

Na maioria das vezes, a generalização não acontece espontaneamente. Ela pode ser facilitada por treinos fora do ambiente do consultório e pelo incentivo dos familiares a que o paciente empregue o que foi treinado nos mais diversos ambientes.[100] No entanto, cuidados devem ser tomados no tratamento de pacientes com esquizofrenia. Um ambiente terapêutico estruturado, separado de outras atividades de vida diária e neutro é vantajoso para eles, especialmente no início do tratamento. Apesar de isso parecer contrário aos princípios da generalização, um ambiente neutro e estruturado possibilita que a valência emocional do tratamento seja mantida baixa e minimiza a angústia do paciente por reduzir a carga cognitiva que um ambiente com muitas informações geraria.[11] A progressão do treino para fora do ambiente do consultório deve ocorrer nas fases finais do tratamento e ser analisada considerando cada paciente individualmente, suas características, seus desejos, os sintomas apresentados e a fase do transtorno. Deve incluir a aplicação de princípios aprendidos no tratamento para atividades de vida diária que sejam significativas para o paciente.

Como em qualquer programa de tratamento psicológico, a relação terapêutica é vital para seu bom andamento. O paciente precisa sentir-se confortável e confiar no profissional para que consiga aderir ao programa e obter o máximo de benefício possível.

A duração das sessões deve ser adaptada levando-se em conta o humor, o estado mental, o grau atencional e o nível de cansaço de cada paciente. Inicialmente podem ser necessárias sessões com duração mais curta, até que a amplitude atencional do paciente seja aumentada e ele consiga manter-se atento por um período de até uma hora. Intervalos podem ser incluídos, tanto dentro das sessões como entre elas. Para os pacientes que precisam de um intervalo no tratamento, o propósito e a utilidade do intervalo devem ser discutidos e sinalizados como uma estratégia de enfrentamento que pode ser útil em outras circunstâncias. O horário na qual as sessões são marcadas também deve ser levado em conta a fim de evitar dificuldades para o paciente, como: atender a uma sessão em horário no qual é muito difícil ele conseguir acordar; sonolência por efeito colateral dos medicamentos; dificuldades com transporte público, etc.[11]

O período total do tratamento também é individualizado e dependerá dos objetivos a serem atingidos. Quanto à frequência, Wykes e Reeder[11] sugerem que a fase inicial do tratamento seja feita intensivamente, com mais de uma sessão por semana por alguns meses. Intervalos longos entre as sessões podem contribuir para que o paciente esqueça o que foi feito na sessão anterior, o que atrapalha o processo de aprendizado e gera uma perda de motivação em virtude de os ganhos não serem mantidos. A frequência pode ser espaçada aos poucos. Após o término do tratamento, sessões de reforço podem ser feitas para manter-se o que foi alcançado com o tratamento e também manter o uso de estratégias metacognitivas.

Algumas estratégias podem ser usadas e adaptadas para facilitar o engajamento dos pacientes:[11]

- Proporcionar um ambiente bem estruturado, para que o paciente obtenha êxito, não fique se debatendo em dificuldade e consiga desempenhar bem, de acordo com seu grau de competência.
- Evitar ser extremamente diretivo no início e adotar o costume de oferecer *feedback* sobre o desempenho de modo a não julgar o paciente, enfatizando e reforçando positivamente comportamentos adaptativos e ignorando comportamentos não adaptativos. Pacientes mais sensíveis podem tornar-se resistentes a uma abordagem muito diretiva, sendo necessário um período maior de desenvolvimento da relação terapêutica até que o profissional consiga sugerir mudanças quanto ao comportamento e às estratégias usadas pelo paciente.
- Manter as atividades variadas e interessantes, utilizando diversas modalidades (visuais, auditivas, motoras), bem como material atraente. O grau de dificuldade deve ser variado para que o paciente

julgue as tarefas fáceis inicialmente, mas também se sinta desafiado posteriormente.

- A escolha das tarefas deve ser feita de modo a garantir que o paciente obtenha melhoras notáveis e significativas pessoalmente em um período de tempo não muito longo. Isso facilita o engajamento e mantém a motivação.

→ 6

A reabilitação neuropsicológica na esquizofrenia

Neste capítulo, serão apresentadas informações de estudos científicos sobre programas de treino cognitivo desenvolvidos para a esquizofrenia. Trata-se de um campo relativamente novo e há ainda muito a ser estudado. Até o momento, os dados dessas pesquisas se mostram inconsistentes: alguns indicam melhoras, outros não apontam diferenças com o treino e outros, ainda, indicam pioras. No entanto, há importantes fatores a serem considerados quando se analisam tais estudos. Trata-se de pesquisas científicas, desenvolvidas em centros de estudo, para as quais houve uma seleção dos pacientes baseada em critérios como idade mínima e máxima, tipo de medicamento usado, severidade dos sintomas e dos déficits cognitivos iniciais, presença de outros diagnósticos psiquiátricos (comorbidades), uso ou dependência de substâncias psicoativas, etc. Apesar de a seleção ser vital para o desenvolvimento dos estudos na área, a realidade da prática clínica e de consultórios particulares geralmente é muito diferente. O neuropsicólogo clínico se depara com pacientes com as mais variadas manifestações de sintomas, comorbidades, medicamentos e tempo de doença.

Assim, é importante que o profissional não se sinta desencorajado por dados negativos apresentados em estudos científicos. Pelo contrário, estudos com resultados negativos são extremamente importantes, pois oferecem indicações de estratégias que não se mostram benéficas.

A fim de facilitar a compreensão dos estudos, é importante esclarecer o significado de alguns termos utilizados em metodologia de pesquisa, especialmente em estudos de treino cognitivo para esquizofrenia.

Estudos controlados são aqueles que utilizam pelo menos um grupo-controle como comparação ao grupo que recebe o treino cognitivo (chamado grupo experimental). Podem incluir pacientes com esquizofrenia que recebam outro tipo de tratamento, que recebam apenas o tratamento habitual (medicamento e consultas), ou, ainda, pacientes sem esquizofrenia, ditos normais ou controles saudáveis.

Estudos randomizados são os que empregam a randomização para a divisão dos pacientes entre os grupos a serem estudados. Trata-se de um anglicismo adaptado ao português: *to randomize*, em inglês, significa "aleatorizar". Esse é um procedimento estatístico utilizado em estudos experimentais, no qual os sujeitos são divididos entre os tratamentos de maneira aleatória, garantindo que os grupos sejam similares. Essa estratégia implica que cada indivíduo tenha a mesma chance de receber cada uma das possíveis intervenções; também implica que a probabilidade de um indivíduo receber uma determinada intervenção seja independente da probabilidade de qualquer outro indivíduo vir a receber a mesma intervenção.

Cegamento, ou estudo cego, é aquele no qual o profissional (ou profissionais) que aplica o tratamento é diferente daquele que faz as avaliações. Como o profissional que aplica o tratamento tem interesse em encontrar resultados positivos, ele pode, ainda que sem intenção, enviesar os resultados das avaliações a fim de obter dados que indiquem melhoras. Para evitar esse problema metodológico, é melhor que profissionais diferentes realizem essas tarefas, e que quem aplique o treino cognitivo não saiba dos resultados até o final da pesquisa, e vice-versa. Esse seria o cegamento simples. O cegamento duplo envolve, ainda, que os pacientes não saibam de qual grupo estão participando (experimental ou controle), já que essa informação pode interferir na motivação e dedicação do paciente para o tratamento. Os estudos com maior rigor metodológico são os controlados, randomizados e duplos-cegos.

HISTÓRIA

O estudo de técnicas que poderiam melhorar a cognição na esquizofrenia teve início por volta da década de 1970. Dois estudos iniciais visaram investigar a eficácia de duas estratégias diferentes sobre a cognição. Wagner,[122] utilizando-se da abordagem restauradora, verificou que o reforçamento e a repetição de tarefas geraram melhoras no grupo experimental em 4 de 5 medidas em comparação ao grupo-controle. Meichenbaum e Cameron[123] avaliaram a estratégia de autoinstrução em pacientes com esquizofrenia internados a fim de avaliar sua eficácia sobre a atenção, o pensamento e o comportamento verbal. O treino em autoinstrução foi feito utilizando-se duas estratégias comportamentais: modelação e ensaio cognitivo. Os resultados indicaram que houve melhoras no grupo experimental em relação ao controle em tarefas de recuperação de dígitos e interpretações abstratas de provérbios, bem como redução no número de verbalizações irrelevantes a questões emitidas durante uma entrevista estruturada.

No entanto, os estudos iniciais objetivavam desenvolver e testar teorias sobre os déficits cognitivos da esquizofrenia, e não desenvolver estratégias de tratamento. O interesse por tratamentos que pudessem melhorar as dificuldades cognitivas da esquizofrenia em si teve início em meados da década de 1990.[11]

Os estudos nesse campo podem ser divididos em estudos de laboratório e estudos em ambientes clínicos.[11] Os estudos de laboratório são aqueles que não são inicialmente desenvolvidos com o objetivo de tratar as dificuldades cognitivas, mas sim investigar os déficits cognitivos. Caracteristicamente, tais estudos se utilizam de uma única estratégia de treino voltada a uma única tarefa, e o treino é feito em curtos espaços de tempo, às vezes em uma única sessão. Geralmente as tarefas escolhidas como alvo envolvem um único teste neuropsicológico, sendo bastante comuns estudos que investigaram melhoras no desempenho do Wisconsin Card Sorting Test (WCST). Esses estudos, apesar de bastante importantes pela riqueza de informações fornecidas, falham em responder a uma importante questão da prática clínica: as melhoras encontradas no desempenho de testes neuropsicológicos são transferidas para a vida real (generalização)? Por sua vez, as pesquisas conduzidas em ambientes clínicos costumam treinar mais de uma função cognitiva; utilizam mais de um procedimento de treino; procuram avaliar se há uma generalização dos ganhos obtidos para outros aspectos da cognição que não foram treinados e para aspectos do funcionamento; e são mais longas e intensivas, já que os efeitos sobre o funcionamento raramente aparecem após alguns dias do término do tratamento. Como esses estudos empregam diversas ferramentas de treino e diferem bastante na maneira como são implementados, é difícil identificar quais características são responsáveis pelo sucesso do tratamento.

QUESTÕES METODOLÓGICAS

Como mencionado na introdução, diversos autores[63,124,125] ponderam que a reabilitação neuropsicológica para pacientes com esquizofrenia deve preceder outras intervenções psicossociais, como a reabilitação vocacional ou o treino em habilidades sociais, ou ocorrer paralelamente a elas. Como esses programas se baseiam em modelos de aprendizagem, os déficits cognitivos atrapalhariam a aquisição de novas habilidades. Assim, estimular o melhor desempenho das habilidades cognitivas geraria um melhor aproveitamento dos demais programas de reabilitação.

Questões como o melhor tipo de abordagem (restauradora ou compensatória) e o mais adequado tipo de treino (computadorizado ou não) ainda não estão bem definidas na literatura. Seltzer e colaboradores,[125] em oposição ao que a maioria dos estudiosos argumenta, acreditam que a reabilitação neuropsicológica feita por meio de um programa de estimulação de funções cognitivas específicas (ou seja, abordagem restauradora) pode trazer resultados superiores às feitas a partir de programas de "adaptação funcional" (facilitação do desempenho em ambientes reais, como, por exemplo, treinar um paciente nas habilidades específicas que terá de usar no trabalho) ou "estimulação geral" (tentativas de melhorar a cognição estimulando o uso de habilidades intelectuais em qualquer nível). Isso porque o treino específico promoveria maior generalização das habilidades em virtude da melhora de habilidades subjacentes necessárias para diferentes tipos de tarefas. Wexler e Bell[126] ponderam que exercícios repetitivos e em nível graduado de dificuldade de determinadas funções cognitivas, por gerarem uma ativação de centros neurais associados, poderiam reverter a atrofia de recursos neurais ou, ao menos, minimizar os déficits iniciais. Para Wykes e Van der Gaag,[37] está claro que os programas computadorizados melhoram o desempenho nas tarefas que são treinadas, porém há pouca informação sobre a utilidade desses programas em auxiliar a generalização das habilidades para outros domínios ou situações, indicando que os autores preferem treinos com materiais não computadorizados.

Até por volta de 1980, havia pouca evidência de que tratamentos psicossociais poderiam melhorar o curso da esquizofrenia.[124] Os estudos controlados nesse campo tiveram um aumento após alguns relatos positivos dos efeitos da terapia familiar e do treino de habilidades sociais. Uma revisão de estudos entre 1985 e 1995 sobre os tratamentos psicossociais para a esquizofrenia (que incluiu treino em habilidades sociais, intervenções familiares, reabilitação cognitiva e terapia cognitivo-comportamental, treinos computadorizados e não computadorizados, pacientes internados e ambulatoriais, treinos individuais e diversos estudos de caso) apontou que não houve consistência na utilização da reabilitação cognitiva na esquizofrenia e destacou a necessidade de mais estudos controlados e conduzidos em grupos. Foi salientado o desafio para pesquisas futuras de contemplar a generalização dos ganhos para habilidades mais complexas do que as treinadas.[124]

PESQUISAS RECENTES

Estudos mais novos têm apontado efeitos mais otimistas, ainda que de modo inconsistente. Suslow e colaboradores,[127] em uma metanálise, avaliaram nove ensaios controlados de treino de atenção em pacientes com esquizofrenia. Desses estudos, quatro programas de treinamento não utilizaram computadores e cinco o fizeram. Os efeitos dos tratamentos foram geralmente menores em estudos que utilizaram treinos computadorizados e maiores naqueles em que computadores não foram utilizados. Além disso, os resultados dos programas não pareceram ser influenciados pelo fato de o paciente estar internado ou ser ambulatorial, pois resultados pobres nos treinos de atenção foram encontrados tanto em uns como em outros. No geral, as evidências de que o treino atencional seja eficiente na esquizofrenia são inconclusivas, e os autores sugerem alguns fatores como possíveis interferências: a média de pacientes por estudo foi baixa (no geral, 17 pacientes, variando de 10 a 40); a duração média dos treinos foi curta (seis semanas); e treinos com o auxílio de computador tenderam a ser mais curtos do que aqueles sem esse aparato.

Uma metanálise posterior[128] foi elaborada com estudos controlados e randomizados em treino de habilidades sociais e remediação cognitiva. Para serem selecionados, os estudos de remediação cognitiva deveriam ter como objetivo "melhorar o funcionamento cognitivo". Os pacientes incluídos tinham diagnóstico de transtornos do espectro esquizofrênico, mas podiam apresentar comorbidades. Estudos nos quais a taxa de desistência dos pacientes foi maior do que 50% foram excluídos, mesmo se reportassem resultados relevantes. Sete estudos de remediação cognitiva foram encontrados e três foram excluídos por não apresentarem dados suficientes para análise, por incluírem pacientes com outras condições, além do espectro da esquizofrenia, ou por não preencherem o critério de remediação cognitiva. O tamanho das amostras variou de 24 a 58 pacientes, a quantidade de sessões variou de 10 a 40, a duração de cada sessão ficou entre 20 e 60 minutos, e as principais medidas avaliadas foram memória visual e verbal, atenção, flexibilidade mental e sintomas. Três estudos incluíram treinos computadorizados. Apesar de haver resultados positivos individuais em alguns ensaios clínicos, a metanálise não encontrou efeitos significativos em nenhuma das medidas utilizadas. Os autores concluem que a remediação cognitiva não é benéfica nem justificável para a esquizofrenia e que os esforços deveriam ser concentrados na melhora dos déficits funcionais associados à doença. Entretanto, pode-se supor que a exclusão dos estudos com maiores taxas de desistência dos pacientes pode ter influenciado a análise, contribuindo para os resultados negativos, pois não fica claro por quais motivos houve maior desistência (desmotivação dos pacientes, dificuldade do treino, experiência do profissional).

Twanley e colaboradores[94] acreditam que a aparente falta de uma descrição do embasamento teórico e do tipo de abordagem empregada nos estudos (restauradora ou compensatória) se deva à dificuldade em determinar se as melhoras encontradas refletem uma amenização dos déficits ou um aumento na habilidade de compensá--los. Os autores analisaram 17 estudos controlados e randomizados de treino cognitivo na esquizofrenia. Os estudos selecionados incluíram intervenções computadorizadas e não computadorizadas, com e sem estratégia de ensino, e uma intervenção com adaptação ambiental. Foram selecionados apenas estudos que incluíam outras medidas de resultados que não apenas os testes neuropsicológicos. Quando os dados disponíveis permitiam, calcularam os tamanhos de efeitos para as medidas de resultados. Encontraram enorme variabilidade no tamanho das amostras (de 10 a 91 pacientes), na duração total do tratamento (variando de 1 dia a 9 meses), na quantidade de sessões (de 1 sessão a 36 sessões), na duração de cada sessão de treino (de 20 a 60 minutos) e nas medidas de avaliação. Na maioria dos estudos, não encontraram informações sobre se os tratamentos eram individualizados ou em grupo e também não encontraram informações sobre o cegamento dos avaliadores. Apenas três estudos descreveram avaliações de seguimento (*follow-up*), e o de maior duração foi de quatro semanas. A maioria dos estudos empregou análise de variância (ANOVA) e análise de covariância (ANCOVA) ou análise múltipla de variância como tratamento estatístico dos dados. Dos 17 estudos, 14 relataram resultados positivos, definidos como uma diferença significativa entre os grupos experimental e controle em pelo menos uma medida de avaliação. A metanálise encontrou tamanhos de efeito de 0,32 para melhora no desempenho cognitivo, de 0,26 para redução nos sintomas, e de 0,51 para melhora no funcionamento diário, que representam efeitos de pequenos a médios. Os autores concluíram que as diferentes abordagens analisadas têm componentes eficientes e recomendam que pesquisas futuras incluam melhor descrição dos tratamentos e condições de controle, amostras maiores, descrições detalhadas da população estudada, estabelecimento de quais pacientes mais se beneficiam desse tipo de intervenção (p. ex., variáveis demográficas, severidade e cronicidade da doença, subtipo de esquizofrenia, medicamentos utilizados e perfil de déficit cognitivo), medidas de avaliação funcional, avaliação do custo-benefício das intervenções, duração do tratamento e um tempo maior de seguimento.

O fato de terem sido incluídos estudos com emprego de sistemáticas muito diferentes (intervenções computadorizadas e não computadorizadas, com e sem estratégias de ensino, e uma intervenção com adaptação ambiental) pode ter dificultado uma melhor análise dos dados. Seria interessante que os estudos fossem analisados desmembrando-se o tipo de intervenção adotada, o que permitiria uma avaliação mais precisa de quais componentes em cada tipo de intervenção se mostraram eficientes.

Uma metanálise bem específica, conduzida com estudos que empregaram apenas o programa de Terapia Psicológica Integrada (Integrated Psychological Therapy – IPT) foi conduzida por Roder e colaboradores.[129] Esse programa envolve treino cognitivo, treino em cognição social, treino em habilidades sociais e em resolução de problemas e é composto por cinco subprogramas. Inicialmente os autores analisaram 30 estudos sobre IPT, conduzidos ao longo de 25 anos, em nove países diferentes, todos com pacientes adultos (maiores de 18 anos), ambulatoriais ou internados, em diferentes fases da doença (aguda, pós-aguda e estável) e no âmbito de centros acadêmicos e não acadêmicos. Em uma segunda análise, com o objetivo de confirmar os resultados da primeira, selecionaram apenas sete estudos, considerados de alta qualidade: controlados, randomizados, com dosagem fixa de neurolépticos ou mudança de medicamento estatisticamente controlada, avaliações cegas e explicações completas dos dados para as diferentes dimensões de sintomas e domínios funcionais avaliados, totalizando uma amostra de 362 pacientes. Nessa análise, encontraram tamanhos de efeitos positivos em comparação às condições-controle (condições-placebo e tratamento habitual) em medidas de cognição, sintomas e funcionamento psicossocial, e os efeitos duraram por até oito meses. Esses resultados foram os mesmos observados nas análises globais, incluindo todos os 30 estudos. Não foram encontradas diferenças nos resultados quanto ao método de avaliação empregado (entrevistas por profissionais e escalas autoaplicáveis), ambiente do tratamento (acadêmico ou não acadêmico – embora os efeitos tendessem a ser maiores em ambientes acadêmicos). Quanto a variáveis dos pacientes, somente a duração da doença predisse um menor resultado, e efeitos melhores no período de seguimento foram constatados em pacientes internados.

É importante ressaltar que nem todos os estudos avaliados nessa metanálise utilizaram o programa de tratamento completo, alguns empregaram apenas submódulos – o que torna bastante difícil determinar qual a real eficácia do programa completo, ou se apenas algum módulo já seria suficiente para gerar efeitos positivos. Apesar de os autores relatarem que o tempo de duração da doença esteve relacionado com os resultados do treino, não parecem ter levado em consideração o estado atual do paciente e sua sintomatologia (agudo, pós-agudo ou estável), que, conforme relata a literatura, influencia no desempenho da cognição. Dessa maneira, a afirmação de que resultados melhores foram constatados no período de seguimento em pacientes internados pode ser enganosa, na medida em que se desconsiderou que a variação nos sintomas apresentados por eles pode ter influenciado os resultados. Por exemplo, entre os pacientes internados, é possível que alguns apresentassem muitos sintomas positivos, enquanto outros se encontravam mais estabilizados.

Para Heydebrand,[98] apesar de os inúmeros estudos na área de reabilitação neuropsicológica para esquizofrenia nos últimos anos terem apontado resultados positivos e demonstrado que a reabilitação cognitiva é uma intervenção viável, os efeitos encontrados são mais moderados quando se avalia a generalização do tratamento para outras medidas de funcionamento cognitivo e diário. Além disso, muitas questões clínicas e metodológicas precisam ser ainda respondidas e talvez o maior desafio para avaliar a eficácia desses programas seja a grande heterogeneidade entre os sujeitos, variáveis de tratamento e medidas de avaliação. A heterogeneidade já começa no campo da definição de reabilitação cognitiva, visto que não há uma nomenclatura comum empregada nos estudos. Ademais, as aplicações clínicas podem ser feitas de inúmeras maneiras: treinos individualizados, em grupo, computadorizados com ou sem a presença de um profissional, e treinos cognitivos como parte de um programa de reabilitação mais amplo. Até hoje não se estabeleceu se essas várias modalidades de tratamento têm algum elemento em comum que possa levar a resultados satisfatórios, ou se fatores como características dos pacientes (p. ex., perfil cognitivo, habilidades pré-mórbidas, grau de motivação), tipo de tratamento e medidas de avaliação interferem nos resultados encontrados. Há ainda uma série de variáveis que podem interferir para se avaliar mais precisamente a eficácia de programas de reabilitação cognitiva: a não equivalência entre os estudos sobre a conceitualização das habilidades cognitivas e os resultados de testes neuropsicológicos; as funções cognitivas-alvo dos treinos; o tipo de condição-controle (assistir a vídeos, terapia ocupacional, terapia vocacional, grupo de lazer, grupo de suporte, tratamento habitual e grupos-placebo); o tipo de medicação utilizada e se esta (especialmente os ASGs) facilita a resposta à reabilitação cognitiva e como seria esse mecanismo de resposta; e, por fim, a intensidade e a duração do tratamento.

Para facilitar a comparação dos resultados de estudos, alguns autores sugerem que uma bateria de avaliação padronizada seja utilizada em ensaios clínicos, sendo a bateria MATRICS[89] uma possível candidata. Outros autores destacam que, para que seja possível encontrar um quadro teórico que guie o desenvolvimento dos tratamentos de déficits cognitivos na esquizofrenia, é necessária uma melhor compreensão da relação entre mudanças cognitivas e mudanças funcionais.[61]

Há pelo menos oito programas estruturados de treino cognitivo desenvolvidos para pacientes com esquizofrenia. Velligan, Kern e Gold[130] revisaram esses programas, dividindo-os em abordagens para a melhora da cognição (Terapia Psicológica Integrada, Terapia para Melhora Cognitiva, Terapia para Melhora Neurocognitiva, Terapia de Remediação Cognitiva, Abordagem Neuropsicológica Educacional para Reabilitação, Treinamento de Processos Atencionais e Modelagem da Atenção) e em estratégias compensatórias (Aprendizagem sem Erro e Treinamento Cognitivo Adaptado). Os resultados não são uniformemente positivos, mas, segundo os autores, isso não seria esperado no estado atual de desenvolvimento da reabilitação cognitiva para a esquizofrenia. Entretanto, consideram os resultados encorajadores. Como os estudos anteriores, destacam que um aspecto que ainda precisa ser esclarecido diz respeito à dosagem do tratamento (frequência e duração total) e enfatizam a questão da motivação dos pacientes, fator que é atribuído a um pior desempenho funcional. Nesse sentido, afirmam que tratar a motivação como um alvo primário pode ser necessário para maximizar o treino cognitivo. Novos programas foram criados recentemente, como o Treinamento Cognitivo Compensatório[103] e o Treinamento em Metacognição,[108,131-133] e sua eficácia vem sendo testada, apresentando resultados promissores.

O The Schizophrenia Patient Outcomes Research Team (PORT – em português Time de Pesquisa de Resultados para Pacientes com Esquizofrenia), grupo norte-americano que avalia e resume a literatura atual de intervenções psicossociais baseadas em evidências para pessoas com esquizofrenia, publicou uma revisão em 2010.[134] Nela, a remediação cognitiva não recebeu recomendação por não haver evidências suficientes sobre sua eficácia. A área é considerada um campo de interesse para pesquisas futuras. A revisão incluiu 33 estudos controlados e randomizados e 11 estudos relacionados (p. ex., de seguimento). Um número substancial encontrou melhoras nas medidas neuropsicológicas, mas poucos estudos investigaram melhoras no funcionamento social, por isso os resultados nesse campo são menos consistentes. Os autores concluem que mais pesquisas precisam ser feitas antes que se possa oferecer uma recomendação concreta para o uso da remediação cognitiva, e destacam duas considerações principais:

1. a variação nos programas de intervenção é muito grande, dificultando a identificação de elementos-chave importantes;
2. os estudos clínicos rigorosos são a minoria na literatura e ainda assim oferecem suporte misto para a aplicação desses programas.

No Reino Unido, um grupo composto por profissionais da saúde mental, pesquisadores e usuários dos serviços de saúde, em conjunto com o National Institute for Health and Clinical Excellence (NICE), publicou em 2002 uma diretriz sobre as intervenções baseadas em evidências para o tratamento e gerenciamento da esquizofrenia em adultos em cuidados primários e secundários.[146] Dentre as intervenções psicológicas, as que foram descritas como essenciais e eficazes no tratamento do transtorno incluíram apenas a terapia cognitivo-comportamental e as intervenções familiares. Não houve recomendações em relação à reabilitação cognitiva. Na revisão mais atualizada dessa diretriz,[135] 25 ensaios clínicos publicados entre 1994 e 2008 foram analisados. Essa revisão excluiu estudos que se utilizaram da reabilitação cognitiva como um adjunto a outros tratamentos não farmacológicos (p. ex., reabilitação vocacional). Conclui-se que a reabilitação (ou remediação cognitiva) não oferece evidência clínica robusta o suficiente que indique uma eficácia superior ao tratamento-padrão e que justifique sua adoção no sistema de saúde público. Apesar de achados positivos terem sido encontrados, inconsistências metodológicas e falta de avaliações de seguimento são citadas como problemas importantes nessa área de pesquisa.

Contrariando essa visão, um estudo de metanálise[25] que incluiu 40 estudos de remediação cognitiva relatou que o rigor metodológico não esteve relacionado aos resultados dos tratamentos, já que os estudos mais rigorosos metodologicamente encontraram apenas efeitos de pequenos a moderados. Além disso, esse estudo apontou efeitos positivos e duradouros no funcionamento cognitivo e psicossocial e não encontrou relações entre os resultados e os aspectos do tratamento (tipo de abordagem empregada e uso ou não de recursos computadorizados). Além disso, pacientes clinicamente estáveis pareceram se beneficiar mais das intervenções, e o funcionamento geral dos pacientes foi maior quando o treino cognitivo foi usado em conjunto com outras intervenções psiquiátricas.

FATORES INTERVENIENTES E AVALIAÇÃO DOS RESULTADOS

Os instrumentos utilizados para a mensuração de um programa de reabilitação cognitiva devem ser escolhidos com cautela e incluir outros testes além dos neuropsicológicos.

Apenas mensurar quantitativamente as funções cognitivas e considerá-las representativas do funcionamento cognitivo traz implicações sérias, pois déficits cognitivos diferentes podem gerar escores gerais idênticos ou globalmente deficientes.[100] Além disso, o objetivo de um programa de reabilitação não está na melhora das pontuações dos testes padronizados e sim em melhoras funcionais.[136] Diversos fatores, como os hábitos, o afeto e a motivação do paciente podem interferir significativamente no nível de funcionamento cognitivo.[99]

Considerando que os traços mais característicos na manifestação da esquizofrenia são a variabilidade e a heterogeneidade, eles também aparecem na resposta ao treino cognitivo e há muitos fatores que podem interferir nos resultados.

Variáveis demográficas, severidade e cronicidade da doença, medicamentos utilizados, perfil cognitivo,[26,94] duração da doença,[129] motivação,[130] frequência do paciente ao treino,[137] funcionamento global do paciente – funcionamento de vida diária, funcionamento social, autoestima, sintomas psicóticos[37] – são citados como aspectos que podem interferir nos resultados de programas de reabilitação cognitiva.

É difícil avaliar esses dados de modo claro, pois, se nem todos os pacientes que participam de um programa de treino cognitivo melhoram, não fica claro se a melhora dos demais se deveu às técnicas empregadas ou a outros fatores (p. ex., um aumento na autoestima decorrente do fato de o paciente se perceber capaz de realizar as tarefas propostas). Outro fator importante é o tempo de seguimento dos estudos, pois alguns aspectos do funcionamento do indivíduo só poderão ser adequadamente avaliados após alguns anos e não apenas alguns meses. Em certos casos, seria necessário que o sujeito fosse submetido a algum estresse que afetasse seu sistema de processamento de informação para mensurar como ele reagiria.[37]

Efeitos da interação social, melhora espontânea ao longo do tempo ou mudanças na severidade dos sintomas podem também influenciar as melhoras observadas. No estudo de Seltzer e colaboradores,[125] a melhora de um dos pacientes foi atribuída a fatores como a diminuição da ansiedade ao longo do treinamento e mudanças feitas na medicação. Características dos pacientes também foram mencionadas como associadas a uma resposta positiva: pacientes com habilidades verbais mais preservadas podem ser melhores candidatos à reabilitação do que aqueles que apresentam associações frouxas ou têm dificuldade em entender a natureza do tratamento. Pacientes com traços de personalidade narcisista podem ser altamente resistentes à reabilitação quando comparados a pacientes com características mais dependentes.

A motivação dos pacientes vem sendo sublinhada por exercer influência importante nos programas de reabilitação cognitiva para a esquizofrenia. Apesar de muitos pacientes possuírem razoável preservação das habilidades cognitivas quando avaliados formalmente, muitas vezes apresentam um funcionamento real bastante prejudicado, indicando que as habilidades cognitivas parecem não ser transferidas para os eventos e desafios encontrados na vida diária. Pistas ambientais parecem não ativar esforço nos pacientes, e muitos falham em ajustar o desempenho de acordo com as mudanças de contingências (autorregulação do comportamento). Do mesmo modo, experiências de sucesso e fracasso frequentemente não levam a uma adaptação comportamental, como é esperado em um grupo de pessoas saudáveis. Sendo assim, pode ser que o pobre desempenho cognitivo nas tarefas reflita mais uma falta de engajamento ou motivação do que apenas uma dificuldade cognitiva. De qualquer modo, não está claro se a baixa motivação interfere negativamente na cognição ou se são os déficits cognitivos que desmotivam o paciente. Um prejuízo essencial da esquizofrenia poderia estar na intersecção dos processos cognitivos e motivacionais. Aumentar a expectativa de sucesso, empregando atividades que se ajustem ao grau de dificuldades cognitivas do paciente, é útil para motivá-lo a manter o desempenho e desenvolver competências que não poderiam ser desenvolvidas em um ambiente não estruturado e com maior probabilidade de fracasso. Entretanto, esse campo parece ser um tanto nebuloso, já que muito ainda necessita ser compreendido e pesquisado sobre os mecanismos psicológicos e neurais envolvidos na motivação e mesmo sobre a maneira como os tratamentos farmacológicos podem interagir ou contribuir para os déficits motivacionais.[130,138] Sugestões para estimular a motivação dos pacientes são discutidas no Capítulo 7.

Medalia e Richarson[137] tentaram determinar, por meio de um ensaio clínico com o programa Abordagem Neuropsicológica Educacional para Reabilitação (NEAR), quais os fatores que interferem nos resultados de programas de reabilitação cognitiva. Não foram encontradas evidências de que o diagnóstico ou aspectos do perfil dos sintomas fossem variáveis significativas para a resposta ao programa. No entanto, certas variáveis do tratamento e dos pacientes diferenciaram aqueles que obtiveram melhores respostas. Programas conduzidos com duas sessões semanais apresentaram resultados mais positivos. Já o nível de treinamento do terapeuta mostrou afetar não apenas o resultado do tratamento como também a adesão a ele. Pacientes tratados por profissionais com doutorado tiveram maior probabilidade de ganhos e compareciam às sessões mais regularmente do que pacientes atendidos por profissionais com menos treinamento formal em saúde mental. Todavia, é importante considerar que os profissionais se diferenciaram não apenas no nível de educação formal e experiência, mas também no envolvimento no tratamento. Os profissionais com maior nível educacional envolveram-se na pesquisa voluntariamente e estavam mais motivados a aprender sobre os efeitos do treino cognitivo. Já os técnicos em reabilitação e os assistentes sociais que ofereceram o tratamento não tinham certeza sobre os benefícios do treinamento e percebiam sua participação no programa como parcialmente obrigatória. Além disso, o nível de motivação do paciente (medido pelo comparecimento voluntário) e o conjunto de hábitos de trabalho apresentados na linha de base (medido pelos índices de habilidades sociais, cooperação, hábitos de trabalho e apresentação pessoal do Work Behavior Inventory) se mostraram características importantes. Os pacientes que voluntariamente tiveram uma frequência de comparecimento maior mostraram melhores resultados, bem como aqueles que apresentaram melhores níveis de hábitos de trabalho. Em menor grau, as habilidades cognitivas na linha de base também foram relevantes para o sucesso do tratamento. Os pacientes mais desorganizados, crônicos, especialmente aqueles hospitalizados por mais de dois anos e com início da doença mais cedo, requereram maior número de sessões de treino.

A percepção dos próprios pacientes sobre as melhoras obtidas com um treino de atenção também foi alvo de estudo.[139] As percepções dos pacientes foram comparadas às percepções de um grupo-controle que não recebeu tratamento e também com as percepções dos terapeutas. O treino utilizado foi o Treino de Processos Atencionais (Attention Process Training – APT), desenvolvido por Sohlberg e Mateer em 1987.[34] Os autores desenvolveram um questionário de 12 itens intitulado "Questionário de Percepção Subjetiva de Melhora da Atenção", no qual, para cada item, os participantes deveriam avaliar seu desempenho em uma escala de sete pontos. Na avaliação formal dos resultados do treino, os pacientes do grupo-controle apresentaram melhoras significativas, enquanto o grupo experimental, não. Quanto à percepção dos grupos sobre sua própria melhora, ambos relataram perceber melhoras na atenção, mas nenhuma diferença significativa foi encontrada entre os grupos. Esse resultado sugere que não houve efeito placebo, isto é, o simples fato de receber treinamento não conta para a percepção de melhora e sugere ainda que algum outro fator comum aos dois grupos pode ter interferido na percepção subjetiva de melhora (p. ex., apenas comparecer ao tratamento). Tanto os pacientes como os terapeutas consideraram o treinamento útil, mas, para os pacientes, a percepção foi significativamente maior do que para os terapeutas. Isso pode ser atribuído ao fato de que os terapeutas avaliaram de maneira mais objetiva a melhora dos pacientes no domínio da atenção, e os pacientes podem ter percebido os efeitos em alguma outra área além da atenção ou mesmo no funcionamento diário. Os autores consideram que avaliar aspectos como expectativas prévias, autoestima e autoeficácia pode ser útil em um programa de reabilitação.

Medidas de avaliação cognitiva mais ecológicas, ou seja, que se aproximem mais das atividades diárias, e medidas melhores (confiáveis e válidas) para avaliar a motivação precisam ser ainda desenvolvidas.[138] Dentre os instrumentos neuropsicológicos disponíveis no Brasil, destaca-se o Teste Comportamental de Memória Rivermead,[118] um instrumento mais ecológico, pois avalia o desempenho da memória em tarefas bastante similares a atividades cotidianas.

Novamente, a avaliação comportamental pode contribuir, oferecendo mais maneiras de se avaliarem os resultados do programa de treino cognitivo. Além disso, medidas de severidade dos sintomas, qualidade de vida e avaliação funcional também são úteis, mas praticamente não há medidas de avaliação funcional traduzidas e adaptadas para a população brasileira.

Recentemente, o instrumento Direct Assessment of Functional Status (DAFS-BR) foi traduzido e adaptado para a população brasileira por Pereira e colaboradores.[140] Essa bateria avalia uma gama de capacidades funcionais para a vida independente (orientação temporal, habilidades de comunicação, organização de finanças, habilidades de compras, autocuidado, habilidades de alimentação e capacidade de dirigir um carro) para pessoas com e sem déficits cognitivos, sendo uma ferramenta valiosa para a avaliação de pacientes submetidos a treino cognitivo.

Entretanto, a inclusão de mais instrumentos de avaliação precisa ser cuidadosamente analisada, pois tornar a bateria de avaliação muito extensa pode gerar resultados negativos sobre a cognição, em virtude do cansaço excessivo que se induz nos pacientes.

→ 7
O treinamento de atenção e memória na esquizofrenia: racional teórica e modo de usar

Visto que a motivação é um aspecto importante no trabalho com pacientes com esquizofrenia, as atividades de treino aqui propostas foram criadas de modo a serem lúdicas, prazerosas e, assim, motivadoras. Em algumas sessões, foram utilizados materiais disponíveis no mercado brasileiro, os quais foram adaptados ao objetivo da tarefa, não ficando restritos às regras formais propostas pelo material.

O ambiente no qual o treino ocorrerá é bastante importante, pois pode facilitar a aprendizagem. Manter distrações e barulhos externos no menor nível possível reduz a possibilidade de o paciente se distrair e evita que informações irrelevantes interfiram na cognição.[11] O treino deve ser conduzido em uma sala bem iluminada, confortável e silenciosa, onde não haja excesso de adornos nem telefone. Em psicologia comportamental, esse cuidado com o ambiente é chamado controle de estímulos.

Outro aspecto crucial é que o paciente tenha acesso a suportes e auxílios do ambiente e saiba como procurá-los, solicitá-los, aceitá-los e usá-los.[11] Assim, criar um ambiente de aceitação e não julgamento em que se facilite o acesso do paciente ao profissional é imprescindível.

Nesse contexto, utilizar uma postura de normalização contribui para diminuir o estigma associado às dificuldades encontradas na esquizofrenia, além de facilitar a adoção de uma atitude mais positiva por parte do paciente e aumentar sua adesão ao tratamento. A normalização consiste em explicar ao portador de esquizofrenia que cada pessoa tem um padrão ou perfil de funcionamento cognitivo (ou habilidades de pensamento) e que forças e dificuldades fazem parte do perfil de cada um, sendo muito difícil que uma pessoa tenha um bom desempenho em todas as áreas cognitivas.[105]

Nos treinos desenvolvidos em grupo, é aconselhável que o profissional estabeleça algumas regras com os participantes a fim de garantir que um ambiente de aceitação seja mantido por todos. Por exemplo, estabelecer que todos podem tirar dúvidas e fazer perguntas a qualquer momento; combinar que não é permitido rir das perguntas, comentários ou erros dos colegas; e determinar que críticas e avaliações negativas sobre os companheiros não são permitidas.

As tarefas aqui apresentadas também foram concebidas de maneira a serem ecológicas, ou seja, o mais próximo possível de atividades cotidianas; assim, procurou-se utilizar materiais facilmente empregados no dia a dia (p. ex., livros, fotos, manchetes de jornal). Como tem sido defendido, essa aproximação entre as situações de treino cognitivo e a vida real facilita o aprendizado e a generalização dos ganhos.

Por empregar materiais facilmente acessíveis ou que podem ser elaborados, o treino cognitivo também representa uma opção de baixo custo, não sendo necessário o emprego de computadores ou materiais extremamente elaborados. O profissional não só pode montar seu próprio material como é ainda estimulado a fazê-lo. Em relação à infraestrutura necessária, uma sala provida de mesa, ao redor da qual haja cadeiras para todos os participantes e o profissional, é suficiente.

Tendo em mente o paciente portador de esquizofrenia e os relatos dos estudos de treino cognitivo para esse transtorno, quanto mais estável o paciente estiver, tanto mais se beneficiará do tratamento. Pacientes com presença de sintomas positivos e de desorganização muito intensos terão dificuldades para completar as atividades. Sintomas psicóticos podem aumentar a distraibilidade e frequentemente geram estresse ao paciente. Aconselha-se que o paciente procure seu psiquiatra e retorne ao tratamento quando esses sintomas estiverem amenizados.

Como a atenção é uma função cognitiva básica e que dá suporte a diversas outras funções, dentre as quais a memória,[43] o treino foi construído de modo que a atenção fosse treinada primeiro, a fim de facilitar as atividades posteriores de memória.

A racional teórica desse treino baseia-se na abordagem de retreino cognitivo e é uma abordagem combinada[96] ou, segundo a classificação proposta por Hodel e Brenner,[30] um procedimento de intervenção direta. O treino caracteriza-se sobretudo pela prática repetida das atividades (abordagem restauradora), mas uma estratégia compensatória (categorização) também é utilizada, além de procedimentos comportamentais. Resultados preliminares de um estudo composto por 12 sessões, que empregou uma mistura de estratégias restauradoras e compensatórias, bem como procedimentos comportamentais, indicam que a inclusão de ambas as abordagens pode trazer resultados positivos para a cognição.[103,104]

As técnicas empregadas cujas descrições se encontram na literatura serão acompanhadas das respectivas referências bibliográficas.

Cada atividade se propõe treinar um componente específico da atenção e da memória, mas vale ressaltar que nem sempre é possível atingir tal nível de especificidade, sendo que, muitas vezes, outros componentes da função treinada ou mesmo de outra função mental estão envolvidos na atividade. Em virtude disso, as sessões não foram rotuladas de acordo com a função principal treinada, mas foram incluídas descrições das principais funções empregadas.

Como mencionado no Capítulo 2, as dificuldades de memória parecem dever-se principalmente a dificuldades de organização do material a ser aprendido,[26,50] tornando necessário o ensino de estratégias que facilitem a organização do material a ser memorizado. Assim, para o treino de memória, foram utilizadas três técnicas principais de memorização: a técnica da categorização,[49] a técnica do treino expandido ou recuperação espaçada[9] e a verbalização.[11,99]

A técnica da categorização foi selecionada por ser mais concreta e, por isso, de aprendizado mais fácil para pacientes com esquizofrenia. Ela consiste em organizar itens em grupos significativos, rotulando-os. Essa técnica é bastante útil para a memorização de itens de uma lista, por exemplo. Os rótulos utilizados pelo indivíduo funcionam como pistas ou dicas dos itens a serem lembrados. Outra vantagem desse procedimento é a possibilidade de ensinar o indivíduo a organizar a informação a ser memorizada, o que facilita sua recuperação posterior.[49]

O treino expandido ou recuperação espaçada[99] consiste em o paciente recuperar a informação aprendida repetidamente, em intervalos de tempo pequenos, mas que vão aumentando gradualmente (p. ex., 5 segundos, 10 segundos, 20 segundos, 40 segundos, 80 segundos, 160 segundos, etc.). Se houver erro ou dificuldade em lembrar a informação após um determinado intervalo, o indivíduo deve retornar para o intervalo anterior em que obteve sucesso, seguido de uma nova exposição à informação-alvo. Se ainda assim não for obtido um acerto, o intervalo é diminuído pela metade. Os intervalos são preenchidos com tarefas de interferência que geralmente envolvem comportamento verbal.

A verbalização[11] consiste em repetir em voz alta a informação a ser memorizada. Gradualmente, a verbalização em voz alta pode ser substituída pela verbalização encoberta, a qual é feita apenas mentalmente.

Ao início de cada sessão de treino, deve ser feita uma introdução, explicando aos participantes qual a principal função cognitiva a ser trabalhada e em quais situações da vida ela é empregada, e estimulando o paciente, por intermédio de perguntas, a pensar em como ele usa tal função em suas atividades diárias. Essas informações contribuem para que o paciente compreenda a racional e o motivo das atividades, facilitando a adesão ao tratamento. Além disso, facilitam também a generalização, isto é, a transferência das habilidades que estão sendo treinadas para as atividades cotidianas.

Oferecer instruções estimula, ainda, a metacognição, possibilitando que o paciente pense sobre o uso de suas funções cognitivas, o que parece gerar melhores resultados no treino cognitivo na esquizofrenia. Fazer perguntas sobre o uso das funções do dia a dia estimula o raciocínio analógico – ou seja, a habilidade de reconhecer similaridades entre tarefas – e a autorregulação, sendo que o paciente passa a ocupar um papel mais ativo. Essas são estratégias que facilitam o aprendizado.[11]

A contextualização das atividades também facilita a motivação, já que a utilidade prática da atividade e a conexão a atividades cotidianas reais se tornam claras para o paciente.[102]

Exemplos de introduções são oferecidos na descrição de cada sessão, podendo o profissional adaptar a linguagem ao grau de compreensão de cada paciente.

Ainda no início de cada sessão, o profissional pode perguntar aos participantes se tiveram a oportunidade de aplicar a estratégia ensinada na sessão anterior em suas atividades durante a semana. Caso a aplicação prática não tenha ocorrido, é possível verificar os prováveis motivos envolvidos (falta de oportunidade, avaliação da estratégia como muito difícil, esquecimento, desestímulo de familiares, etc.), pois tais motivos oferecem pistas de fatores que podem estar atrapalhando a melhora do paciente.

A fim de propiciar a maior apreensão e eficácia do treino, cada atividade é repetida por duas sessões.

Em se tratando da aplicação do treino em situações não acadêmicas, ou seja, sem a finalidade de pesquisa, o profissional pode avaliar o momento de partir para a atividade seguinte. Julgando necessário, uma mesma sessão pode ser repetida mais vezes. Variações no grau de dificuldade são sugeridas e descritas ao final de cada duas sessões, devendo-se considerar sua viabilidade e utilidade para cada paciente ou grupo. Essas variações podem ser empregadas em novas sessões a serem acrescentadas e dependerão do desenvolvimento de cada paciente ou grupo nas sessões anteriores.

Cada sessão tem duração aproximada de 50 minutos e planeja--se que ocorra uma vez por semana, sendo um programa compatível com a realidade de consultórios particulares e especialmente de instituições públicas. No entanto, dependendo das características e dificuldades do paciente, sessões com durações menores poderão ser necessárias no início do tratamento, sendo aumentadas progressivamente.

Não há um critério de frequência mínima determinado, mas, quanto maior a participação do paciente, melhores os resultados. É importante que o profissional esteja atento às faltas do paciente, especialmente em se tratando de esquizofrenia, pois podem ser indicações de desmotivação ou mesmo de descompensação dos sintomas. Entrar em contato com o paciente ou com seus familiares para descobrir o motivo da falta e estimulá-lo a comparecer à sessão seguinte pode ser uma boa estratégia.

Ainda que este programa de tratamento tenha sido criado para ser aplicado inteiro, incluindo duas das funções cognitivas mais afetadas pela esquizofrenia, os treinos de atenção e de memória podem ser aplicados separadamente, de acordo com a avaliação do profissional e os prejuízos apresentados pelo paciente. Porém, como essas duas funções cognitivas estão intrinsecamente ligadas, o treino de ambas é aconselhável.

Este treino foi criado para ser aplicado em grupos. Sugere-se que estes não sejam muito grandes, a fim de que um mesmo profissional consiga dar a devida atenção a cada participante. Grupos com até seis participantes parecem ser adequados. O treino realizado em grupo ainda oferece a vantagem de possibilitar o contato social entre os participantes, o que propicia o desenvolvimento de habilidades sociais.

A aplicação do programa em pacientes individuais não está descartada; de fato, poderá ser útil em consultórios particulares onde nem sempre é fácil montar um grupo de pacientes com dificuldades cognitivas parecidas. Nesse sentido, os exercícios aqui propostos devem ser utilizados como exemplos ou sugestões, e não representam uma lista exaustiva. Novamente se enfatiza que o profissional pode criar atividades de acordo com as necessidades e características do paciente. Para isso, como destacam Wykes e Reeder,[11] é importante que o profissional tenha um bom entendimento dos déficits cognitivos da esquizofrenia, domínio sobre os modelos teóricos dos sistemas cognitivos prejudicados no transtorno e compreensão da relação entre cognição e funcionamento diário.

A QUESTÃO DA MOTIVAÇÃO

O significado literal de motivação é "ser ou estar movido a fazer algo": tal qualidade envolve processos pelos quais atividades direcionadas são iniciadas e mantidas.[102]

A motivação é ainda um componente básico que facilita a generalização do que foi aprendido no treino cognitivo para outros ambientes. Ela pode afetar a disposição da pessoa em se engajar em determinada atividade, em dedicar esforço suficiente para a tarefa, em encontrar soluções e perseverar diante de adversidades.[11]

Uma série de razões parece militar para a baixa motivação encontrada em pessoas com esquizofrenia: experiências passadas negativas, que levam à previsão de falhas em ações futuras; baixa autoestima, que leva à diminuição na sensação de autoeficácia e à tendência a evitar oportunidades percebidas como suscetíveis a falhas; depressão e ansiedade; sintomas negativos (apatia e avolição); sintomas positivos, pois são perturbadores, geram estresse e podem contribuir para diminuir a motivação; redução de oportunidades, gerada por todas as perdas que a esquizofrenia causa; prejuízos em metacognição, que levam a dificuldades em implementar objetivos e planos em longo prazo.[11]

Em contextos de aprendizagem, a motivação está associada a melhor apreensão de conteúdos e maior grau de persistência nas tarefas, sendo um bom preditor da aprendizagem em estudantes. O mesmo se aplica a pacientes com esquizofrenia.[102] Algumas estratégias derivadas de teorias de aprendizagem podem estimular a motivação nesses pacientes.[102,106]

Iniciar o programa de tratamento com informações psicoeducacionais sobre a cognição na esquizofrenia parece ser eficiente. Esse processo visa demonstrar que a cognição é algo maleável e passível de melhoras, e que o paciente detém certo grau de controle sobre a variação de sua cognição, dependendo da quantidade de esforço que aplica às atividades.[102] Com isso, estimula-se também o apoderamento, na medida em que se persuade o paciente de que ele tem certo controle sobre sua cognição e que sua participação ativa no processo de reabilitação é imprescindível.

Hierarquizar o grau de dificuldade das atividades de treino contribui para uma percepção positiva de competência. Assim, garante-se que certo grau de sucesso seja alcançado, mantendo-se uma experiência positiva em vez de muitos *feedbacks* sobre erros recorrentes.[102] O treino cognitivo deve então ser iniciado com atividades adequadas ao perfil cognitivo inicial do paciente e ser gradualmente dificultado conforme as habilidades cognitivas vão se fortalecendo.

Feedback positivo (ou reforçamento) é outro modo eficaz de motivar um paciente que esteja enfrentando dificuldades em determinada tarefa, mas pode gerar o efeito contrário se não for verossímil. Por exemplo, um profissional que apenas circula pela sala e diz a todos os participantes "muito bem!" independentemente do desempenho, não valida o esforço dos pacientes naquela tarefa. Para que um *feedback* seja eficiente, deve ser específico, oferecido no momento certo e substanciado por um desempenho real.[102] Verbalizações como "vejo que você está realmente se empenhando nessa tarefa e conseguiu fazê-la com mais atenção. Parabéns!" são mais motivadoras e sentidas como genuínas.

A motivação intrínseca parece ser mais eficiente do que a extrínseca na manutenção do esforço empregado em uma determinada atividade. A primeira envolve a vontade de dedicar-se a determinada tarefa porque ela é inerentemente interessante e atraente. Já os motivadores extrínsecos (p. ex., recompensas financeiras, diplomas ou certificados de desempenho, etc.), ainda que se mostrem eficazes por um período, tendem a diminuir o aprendizado quando sua frequência é diminuída ou eliminada. Como comportamentos motivados intrinsecamente não dependem de fatores externos para serem repetidos, têm maior probabilidade de perdurarem durante o programa de tratamento. Três estratégias podem ser empregadas para se promover a motivação intrínseca: contextualização, personalização e controle do aprendizado.[102,106]

A contextualização consiste em colocar a atividade em contexto, explicando-se a utilidade prática e a conexão a atividades de vida diária. Essa estratégia mostra-se mais motivadora do que simplesmente apresentar o que será treinado de forma abstrata.

A personalização do treino inclui adaptar as atividades de modo que coincidam com tópicos valorizados pelo paciente. Por exemplo, se ele gosta de viajar, uma tarefa de resolução de problemas que envolva solucionar alguma dificuldade que possa surgir durante uma viagem provavelmente será atraente para ele.

O controle do aprendizado consiste em oferecer ao paciente a possibilidade de escolher, dentre uma lista de atividades, a que ele gostaria de trabalhar naquele momento, bem como o seu grau de dificuldade, etc. No entanto, essas escolhas devem ser cuidadosamente analisadas pelo profissional, a fim de evitar que o paciente escolha trabalhar em uma atividade com grau de dificuldade ainda alto para o ponto do tratamento em que se encontra.

→ 8
O treino de atenção: atividades práticas e aplicação

SESSÃO 1

Principais funções treinadas

Atenção sustentada visual (concentração), atenção seletiva visual, rastreio visual, controle inibitório, funções executivas (organização).

Introdução

"Começaremos nosso trabalho com uma atividade para treinar a concentração visual. Esta atividade também contribui para aprendermos a organizar a informação na qual devemos prestar atenção e para inibir ou ignorar outros estímulos que podem nos distrair. Vocês conseguem pensar em outras situações nas quais usamos a concentração visual? A concentração visual é importante em nossa vida?
No dia a dia, usamos a concentração visual quando precisamos ou queremos manter nossa atenção focada em um estímulo visual, como observar uma paisagem, foto ou quadro, ler um livro, revista ou jornal. Manter a concentração fica mais fácil quando conseguimos ignorar estímulos irrelevantes que podem nos distrair e quando organizamos a maneira de prestar atenção. Se as informações estiverem bagunçadas, nos distraímos mais facilmente, levamos muito tempo para encontrar a informação que procuramos e nos desorganizamos

também. Por exemplo, quando procuramos algum objeto dentro de casa, fica mais difícil encontrá-lo se o procuramos desordenadamente, ora no armário do quarto, ora atrás do sofá da sala. Essa tarefa é facilitada se organizamos nossa busca por ambiente, procurando primeiro em todos os locais dentro do quarto, depois passando para a sala, e assim por diante."

Material

Livro *Onde está Wally?*.[141] Trata-se de um livro ricamente ilustrado no qual o leitor tem de empregar a atenção sustentada (concentração) e inibir estímulos distratores para procurar o personagem Wally em diversas situações (12 no total).

Instruções

De início, explica-se aos participantes que eles devem, individualmente, encontrar o personagem Wally em cada uma das situações do livro. É importante apresentar o personagem, mostrando sua ilustração no livro, para que todos estejam familiarizados com o estímulo que deverão procurar.

Essa busca é facilitada inicialmente com uma maneira organizada de procurá-lo: trabalha-se uma página por vez, e a página do livro que não é utilizada é coberta com uma folha branca. Na página descoberta a ser trabalhada, é colocada uma folha branca na horizontal, deixando-se aproximadamente uma linha por vez à mostra. A busca deve ser feita em uma linha de cada vez, sempre na ordem da esquerda para a direita e utilizando o dedo indicador do participante como guia.

Caso algum participante termine a busca por todas as situações do livro antes dos demais, ou caso sobre tempo de sessão, pode-se mudar o estímulo a ser encontrado, utilizando os outros objetos listados ao final do livro, até que todos tenham a chance de concluir a atividade. Sugere-se que os participantes encontrem o personagem em todas as situações e procurem ao menos dois objetos extras.

SESSÃO 2

Principais funções treinadas

Atenção sustentada visual (concentração), atenção seletiva visual, rastreio visual, controle inibitório, funções executivas (organização).

Introdução

Lembrar os participantes de quais funções cognitivas serão treinadas na sessão, estimulando-os a dar exemplos de situações cotidianas em que podem empregá-las e perguntando se e como usaram tais capacidades cognitivas desde a sessão anterior. Caso necessário, explicar novamente esses conceitos e oferecer exemplos.

Material

Livro *Onde está Wally 2: um passeio na história*.[142] Emprega as mesmas atividades da sessão anterior, mas com o personagem Wally em diversas situações históricas.

Instruções

É utilizada a mesma atividade da sessão anterior, porém com princípios da modelagem, o que aumenta o grau de dificuldade. Retiram-se as folhas brancas usadas para isolar estímulos distratores e instruem-se os pacientes a usarem apenas o dedo indicador como guia. Novamente, o personagem deve ser encontrado em todas as situações ilustradas, bem como ao menos dois objetos extras listados ao final do livro.

Variação

Ainda usando como fundamento a modelagem, o grau de dificuldade pode ser aumentado solicitando-se aos participantes que procurem o personagem sem auxílio algum, apenas com o rastreamento visual. Essa variação pode ser empregada em uma nova sessão a ser acrescentada e dependerá do desenvolvimento de cada paciente nas sessões anteriores.

SESSÃO 3

Principais funções treinadas

Atenção sustentada auditiva (concentração), atenção seletiva auditiva, controle inibitório.

Introdução

"Vamos agora treinar a concentração auditiva e também a capacidade de inibir ou ignorar outros estímulos que nos distraem, o chamado controle inibitório. Vocês creem usar muito a concentração auditiva e o controle inibitório no dia a dia? Em quais atividades? Vocês acham que essas funções são importantes no cotidiano? Por quê?

Usamos a concentração auditiva em inúmeras atividades de nossa vida, como ao ouvir o rádio, assistir a uma aula ou participar de uma conversa. Nessas situações, precisamos manter a atenção focada na atividade e ignorar barulhos ou outras atividades que estão acontecendo no ambiente e que podem nos distrair. Por exemplo, em uma conversa com um amigo ou familiar, temos de prestar atenção ao que ele fala, ao tema da conversa, e não podemos nos distrair com outros barulhos do ambiente, com outras pessoas falando a nossa volta ou com nossos pensamentos."

Material

Para a primeira parte da sessão, o profissional precisará utilizar as sequências numéricas aleatórias a seguir, que serão lidas em voz alta.

Sequência com o número 5 em destaque

1-3-6-**5**-9-8-1-2-**5**-9-3-**5**-2-**5**-**5**-0-4-3-10-**5**-4-2-8-6-7-**5**-9-0-10-2-
6-4-**5**-**5**-**5**-3-7-**5**-0-8-10-**5**-2-1-7-6-9-2-3-**5**-10-4-3-7-2-**5**-**5**-1-9-4-
8-2-7-**5**-3-6-**5**-0-2-**5**-4-8-3-**5**-**5**-**5**-2-1-10-9-6-4-**5**-3-6-2-**5**-7-6-4-
9-**5**-1-3-2-**5**-7-**5**-8-**5**-**5**-**5**-9-3-4-9-10-7-6-**5**-3-**5**-8-**5**-7-2-3-9-**5**-8-
10-4-2-6-**5**-2-1-8-7-6-3-**5**-**5**-**5**-6-1-2-**5**-0-7-10-**5**-**5**-2-7-**5**-4-3-2

Sequência com o número 2 em destaque

4-7-3-**2**-5-9-10-5-**2**-**2**-8-**2**-9-5-4-**2**-10-7-6-**2**-3-9-6-**2**-10-9-3-7-8-
5-3-**2**-6-7-9-**2**-10-3-5-4-**2**-**2**-**2**-6-3-8-5-4-7-10-**2**-4-**2**-7-4-8-10-5-
2-**2**-7-3-1-5-**2**-**2**-**2**-8-6-3-10-5-9-4-**2**-5-**2**-7-**2**-8-9-3-10-4-5-8-**2**-**2**-
6-1-3-8-0-6-**2**-6-4-8-**2**-9-**2**-0-**2**-7-4-5-1-10-8-**2**-4-8-3-6-4-3-**2**-**2**-
6-7-**2**-8-4-5-**2**-**2**-9-4-10-0-**2**-5-3-8-10-**2**-0-6-8-1-3-9-**2**-6-0-3

Para a segunda parte, o profissional precisará utilizar as listas de sequências numéricas a seguir e entregar aos participantes uma folha de resposta (Fig. 8.1), que contém 2, 3, 4 e 5 números. São 10 sequências diferentes contendo 2 números, outras 10 contendo 3 números, outras 10 contendo 4 números e outras 10 contendo 5 números.

Sequências de 2 números

3-8
4-9
5-7
1-4
2-6
6-3
7-1
8-2
5-5
9-4

Sequências de 3 números

1-5-3
3-7-4
5-2-1
7-2-9
2-8-4
8-3-2
9-5-7
4-6-1
6-5-9
7-7-4

Sequências de 4 números

1-6-3-8
3-9-2-5
6-3-1-4
4-2-9-3
5-3-2-1
2-6-4-7
8-3-5-2
7-1-3-2
9-4-1-1
2-6-3-4

Sequências de 5 números

8-3-4-7-1
2-8-3-9-2
7-2-8-3-5
4-2-7-3-1
7-5-8-3-6
1-5-2-8-6
6-1-8-4-3
9-7-8-5-2
3-1-8-2-3
5-2-9-1-4

Instruções

Na primeira parte da sessão, o profissional deve ler em voz alta a sequência numérica aleatória com o número 5 em destaque, com uma velocidade aproximada de um número por segundo. Os participantes devem manter-se atentos e bater palmas após cada número falado, exceto após o número 5. A sequência aqui sugerida dura aproximadamente 2 minutos e 30 segundos. Deve-se lê-la em voz alta uma vez; fazer uma pausa de alguns segundos; reiterar que os participantes devem prestar atenção e não bater palmas ao ouvir o número 5 e repetir a sequência uma segunda vez, por 2 vezes, de modo que a duração da sequência seja aumentada para 5 minutos. O aumento na duração da atividade intensifica o grau de dificuldade, exigindo um tempo maior de emprego da atenção sustentada auditiva.

Ao longo da sessão, a sequência deve ser trocada para a que contém o número 2 em destaque. Assim, o número para o qual não se deverá bater palmas é trocado para o número 2. Essa mudança é feita para que a tarefa não se torne automática, o que deixaria de exigir o emprego efetivo da atenção. Do mesmo modo que com a sequência anterior, o profissional deverá utilizar a sequência por uma vez, fazer uma pausa de alguns segundos, ressaltar aos participantes que devem prestar atenção e não bater palmas ao ouvirem o número 2 e repetir a sequência uma segunda vez, por 2 vezes, de modo que a duração aumente para 5 minutos.

Antes de iniciar a atividade, testar a compreensão das instruções com esta sequência:

7-8-9-**5**-10-3-2-**5**-6-**5**-3-2-**5**-**5**-**5**

Na segunda parte da sessão, o profissional utilizará como guia as listas de sequências numéricas criadas. As sequências numéricas serão transformadas em batidas na mesa, podendo ser utilizado qualquer objeto que emita um som ao ser batido nesta, como uma caneta. Cada número será representado pelo número de batidas correspondentes, por exemplo: 2 batidas indicam que é o número 2; 5 batidas indicam que é o 5, e assim por diante. Os participantes devem ouvir as batidas feitas pelo profissional, anotar os números na folha de resposta (Fig. 8.1) e repetir em voz alta quais são os números da sequência.

Os números das sequências devem ser anotados para que seja empregada somente a atenção nessa atividade, dispensando-se o uso da memória.

Nome: _____
Sessão Nº: _____
Data: _____

Sequência numérica

Treino: _____
_____
_____

Sequência de 2 números: Sequência de 4 números:
_____   _____
_____   _____
_____   _____
_____   _____
_____   _____
_____   _____
_____   _____

Sequência de 3 números: Sequência de 5 números:
_____   _____
_____   _____
_____   _____
_____   _____
_____   _____
_____   _____
_____   _____

FIGURA 8.1
Folha de resposta.

Antes de se iniciar a atividade, é importante testar a compreensão dos pacientes com um treino, usando as sequências 1-3 e 2-5-2. Explicar que as sequências começam com 2 números e vão aumentando até 5 números. Quando se mudar de uma sequência para outra, deve-se avisar que haverá uma mudança e qual será a quantidade de números da próxima sequência.

SESSÃO 4

Principais funções treinadas

Atenção sustentada auditiva (concentração), atenção seletiva auditiva, controle inibitório.

Introdução

Lembrar aos participantes quais são os objetivos da sessão. Perguntar-lhes em quais situações desde a sessão anterior utilizaram a concentração auditiva e o controle inibitório. Caso necessário, explicar novamente esses conceitos e oferecer exemplos.

Material

Mesmo da sessão anterior, ou pode-se criar variações nas sequências numéricas utilizando-se o mesmo princípio da sessão anterior.

Instruções

As mesmas da sessão anterior.

Variação

O grau de dificuldade das atividades pode ser aumentado na primeira parte da sessão aumentando-se a velocidade com que o profissional lê as sequências de números, o que ajuda a treinar também a velocidade de processamento da informação. Pode-se ainda tornar as sequências gradualmente mais longas, exigindo que a concentração seja mantida por mais tempo.

Na segunda parte da sessão, o grau de dificuldade também pode ser aumentado por meio de sequências numéricas mais longas, com 7 a 10 números, por exemplo.

SESSÃO 5

Principais funções treinadas

Atenção sustentada auditiva (concentração), atenção dividida, atenção seletiva auditiva.

Introdução

"Nesta sessão, além de treinarmos a concentração auditiva, vamos também treinar a atenção dividida. Vocês imaginam o que é a atenção dividida? Usamos a atenção dividida quando prestamos atenção em mais de uma coisa ao mesmo tempo. Por exemplo, quando estamos andando a pé e atendemos ao telefone celular. Nessa situação, precisamos prestar atenção na rua, no trânsito, nas pessoas, na calçada onde pisamos e também na conversa ao telefone. Em que outras situações usamos a atenção dividida? Vocês usam muito a atenção dividida no dia a dia? Qual a importância dessa função cognitiva?"

Material

Aparelho de som, CDs de músicas, folhas de papel brancas.

Instruções

Nesta atividade, músicas são tocadas em um aparelho de som. Cada participante tem de prestar atenção a 1 ou 2 palavras previamente determinadas pelo profissional e anotar em uma folha de papel branca o número de vezes que a(s) ouvir.

Antes de iniciar uma música, o profissional deve falar para os participantes qual é(são) a(s) palavra(s) na(s) qual(is) devem prestar atenção e solicitar que a(s) anotem no papel, a fim de evitar que os participantes tenham de mantê-la(s) na memória. Assim, somente a atenção auditiva é treinada.

A atividade é iniciada com músicas de duração mais curta e somente uma palavra-alvo, passando gradualmente para músicas mais longas e duas palavras-alvo. Conforme a duração das músicas é aumentada, a atenção sustentada auditiva também é mantida por mais tempo. Já o aumento no número de palavras permite o treino da atenção dividida.

O profissional deve preparar e testar a atividade previamente, escolhendo as palavras-alvo com cautela, para que não sejam incluídas palavras que podem causar ambiguidades ou dúvidas, como, por exemplo, as palavras "sol" e "só". É importante esclarecer aos participantes que variações da mesma palavra não devem ser consideradas (p. ex., plurais ou "amor" quando devem prestar atenção na palavra "amar").

Testar a atividade antes de aplicá-la possibilita preparar um gabarito, permitindo verificar a exatidão das respostas dos participantes.

SESSÃO 6

Principais funções treinadas

Atenção sustentada auditiva (concentração), atenção dividida, atenção seletiva auditiva.

Introdução

Explicar quais funções cognitivas serão treinadas na sessão. Perguntar aos participantes em que situações cotidianas utilizaram a concentração e a atenção dividida desde a sessão anterior e se tiveram alguma dificuldade nas atividades em que o fizeram. Caso necessário, explicar novamente esses conceitos e oferecer exemplos.

Material

Aparelho de som, CDs de audiolivros (histórias curtas, contos ou crônicas) folhas de papel branco.

Instruções

Para esta sessão são utilizadas as mesmas instruções da Sessão 5. São acrescentados, porém, audiolivros que contenham histórias curtas, contos ou crônicas. A atividade deve ser iniciada com histórias mais curtas, passando-se para mais longas.

A utilização de histórias torna essa atividade muito próxima de situações cotidianas como assistir a uma aula ou palestra, ou escutar uma conversa.

Como na sessão anterior, o profissional deve preparar e testar a atividade antes de aplicá-la.

Variações

A graduação no nível de dificuldade é feita utilizando-se os princípios da modelagem. No caso de tratamento individual, é mais fácil adaptar os objetivos: parte-se de uma música com uma duração compatível com o nível atual de concentração do participante; antes de passar para a música seguinte, verifica-se o desempenho, reforçando-se os acertos; passa-se para músicas mais longas após o paciente ter obtido um número significativo de acertos, e assim até que se atinja o objetivo final.

O grau de dificuldade é aumentado utilizando-se músicas e histórias mais longas, bem como mais de duas palavras-alvo.

É possível também utilizar os audiolivros e solicitar que os participantes resumam (escrevendo e/ou falando) o que compreenderam de cada história. Nessa variação, a compreensão é treinada em conjunto com a concentração e deve ser utilizada em um momento mais avançado do treino, assegurando-se que o paciente tenha condições de desempenhar a tarefa com um grau mínimo de sucesso.

SESSÃO 7

Principais funções treinadas

Atenção alternada, mudança de foco (*shift*) atencional, atenção visual, atenção auditiva.

Introdução

"Hoje vamos treinar outro componente da atenção: a atenção alternada. A atenção alternada é usada quando mudamos o foco de nossa atenção, alternando os estímulos nos quais prestamos atenção. A capacidade de mudar o foco da atenção é importante para nossas atividades? Que exemplos de atividades em que usamos a atenção alternada vocês conseguem pensar? A atenção alternada é usada, por exemplo, quando, fazendo uma atividade ao computador, paramos para atender ao telefone, e depois voltamos à atividade original. Nesse caso, o foco da atenção varia de prestar atenção ao computador para prestar atenção à conversa ao telefone, e voltar a prestar atenção ao computador em seguida."

Material

Cartas de baralho. Três deques por participante.

Instruções

Cada paciente recebe três deques de cartas de baralho e é instado a separar as cartas de acordo com os naipes. Após ouvir o som de uma batida de palmas, deve parar essa atividade, levantar e sentar-se novamente na cadeira. Posteriormente, volta à atividade de separação das cartas. O tempo em que permanece na atividade com as cartas deve ser variável, intercalando intervalos de 15, 30 e 45 segundos.

SESSÃO 8

Principais funções treinadas

Atenção alternada, mudança de foco (*shift*) atencional, atenção visual, atenção auditiva.

Introdução

Explicar os objetivos principais da sessão: treino da atenção alternada e mudança de foco da atenção. Confirmar se os participantes se lembram desses conceitos, oferecendo explicações e exemplos se necessário. Perguntar em quais situações utilizaram a atenção alternada desde a sessão anterior.

Material

Cartas de baralho. Três deques por participante.

Instruções

São utilizadas as mesmas instruções da Sessão 7, mas a atividade de levantar e sentar na cadeira varia: ora os pacientes se levantam e sentam na cadeira, ora verbalizam a frase "Viva o Brasil", ora são solicitados a fazer as duas atividades ao mesmo tempo. Esse procedimento evita a automatização da tarefa, o que a tornaria mais fácil e destituída de exigências sobre a atenção.

Variação

O tempo de permanência na atividade de separação de cartas pode ser aumentado (mais deques de baralho podem ser necessários), mas é interessante manter uma variação na duração desta atividade, possibilitando que a concentração seja mantida por períodos diferentes
    Além disso, o critério de separação das cartas pode ser mudado em cada sessão, utilizando-se, por exemplo, cor ou número.
    A fim de tornar a atividade progressivamente mais desafiadora, pode-se ir mudando os critérios de separação de cartas durante uma mesma sessão. Por fim, para pacientes que apresentem facilidade com a atividade, pode-se ainda solicitar que a separação de cartas seja feita de acordo com dois critérios ao mesmo tempo, por exemplo, cor e naipe.

Também a atividade de levantar e sentar na cadeira pode ser modificada, por exemplo, solicitando que os participantes falem o nome da cidade e a data do dia.

SESSÃO 9

Principais funções treinadas

Atenção alternada, mudança de foco (*shift*) atencional, atenção auditiva.

Introdução

"Continuaremos a treinar a atenção alternada. Vocês lembram o que faz esta capacidade cognitiva e por que ela é importante? Em que situações desde a sessão passada vocês usaram a atenção alternada?" Oferecer novas explicações e exemplos caso necessário.

Material

Manchetes de jornal previamente selecionadas, com conteúdos positivos e negativos. Ao preparar a atividade, é importante que o profissional esteja atento ao conteúdo das manchetes, verificando a presença de notícias que possam ser interpretadas tanto positiva como negativamente. Por exemplo, a notícia "Polícia investiga sumiço de adolescentes" pode ser considerada negativa pelo sumiço dos adolescentes, mas também pode ser interpretada como positiva pelo fato de a polícia estar investigando o caso. Sendo necessário, podem-se modificar os conteúdos para que fique claro o aspecto positivo ou negativo da notícia. Utilizando esse exemplo, a manchete poderia ser modificada para "Após investigação, polícia encontra adolescentes desaparecidos com vida" (positiva) ou "Sumiço de adolescentes causa desespero nos pais" (negativa). O profissional pode ainda criar frases que se assemelhem a manchetes.

Para facilitar a avaliação do profissional, sugere-se que este crie para si um gabarito com todas as manchetes que utilizará, na mesma sequência em que pretende apresentá-las aos pacientes, e com as letras **D** ou **E** ao final de cada uma, para indicar se os pacientes devem levantar a mão direita ou esquerda.

Instruções

As manchetes são lidas em voz alta pelo profissional, uma por vez. Os pacientes devem levantar a mão direita caso a manchete se relacione a uma notícia boa ou positiva, e a mão esquerda caso a notícia se relacione a algo ruim ou negativo. Inicia-se a atividade com blocos de três manchetes, passando posteriormente para quatro, depois para cinco e finalmente sete.

Antes de iniciar a sessão, é feito um treino de lateralização a fim de verificar se todos os participantes estão seguros do que é direita e esquerda. Verificar a compreensão de notícia positiva/negativa com os seguintes exemplos:

- "Mortes pela chuva em São Paulo aumentam para 20". **E**
- "Câmara aprova estatuto da igualdade racial". **D**

SESSÃO 10

Principais funções treinadas

Atenção alternada, mudança de foco (*shift*) atencional, atenção auditiva.

Introdução

Explicar que a atenção alternada ainda será treinada sessão. Perguntar aos pacientes em que situações desde a sessão passada empregaram a atenção alternada. Oferecer novas explicações e exemplos caso necessário.

Material

Manchetes de jornal previamente selecionadas, com conteúdos positivos e negativos.

Instruções

Mesmas da Sessão 9, mas utilizando manchetes diferentes.

Variação

Esta atividade pode ser tornada mais difícil pedindo-se aos participantes que digam a quantidade de manchetes positivas e negativas que ouviram após cada bloco de notícias. Nesse caso, além da atenção alternada, a memória de trabalho também é solicitada.

→ 9
O treino de memória: atividades práticas e aplicação

SESSÃO 11

Principais funções treinadas

Memória verbal imediata e tardia.

Introdução

"Hoje vamos treinar a memória verbal, ou seja, a memória para coisas que ouvimos. Em que situações vocês acham que usamos a memória verbal? Vocês julgam que essa é uma função cognitiva importante para nossas atividades diárias?

O que guardamos na memória pode ficar armazenado por um período muito curto, o que chamamos de memória imediata ou de curto prazo, ou pode ficar armazenado por muito tempo, o que chamamos de memória tardia ou de longo prazo. Para uma informação ficar armazenada por mais tempo, primeiro ela fica armazenada por um período na memória imediata até ser gravada na memória de longo prazo.

Para podermos memorizar informações com mais facilidade, precisamos organizá-las. É um funcionamento parecido com o de uma biblioteca: é mais fácil encontrar um livro se os livros da biblioteca estiverem organizados seguindo algum princípio, como ordem alfabética dos nomes dos autores ou assuntos.

A estratégia que vamos aprender para facilitar a memória se chama categorização. Ela é bem útil quando precisamos memorizar itens de uma lista, como, por exemplo, uma lista de supermercado, de coisas a fazer no dia ou de roupas para levar em uma viagem. Nós separamos os itens das listas em grupos ou categorias que têm algo em comum e damos um rótulo, um título para cada categoria. Por exemplo, podemos organizar os itens de uma lista de supermercado da seguinte maneira: verduras, frutas, carnes, doces, etc. E, em cada grupo, colocamos os itens que precisamos comprar. Por exemplo: VERDURAS = acelga, espinafre e agrião; FRUTAS = maçã, banana, pera. Além disso, repetir a informação a ser memorizada, tanto em voz alta como escrevendo, ajuda a gravar melhor. Na atividade de hoje, vamos repetir as mesmas informações várias vezes, com intervalos que irão aumentando aos poucos entre elas."

Material

Blocos de anotações a serem distribuídos aos pacientes.
　Preparação de seis listas de palavras pertencentes às categorias animais, objetos e peças de roupas. Duas listas devem conter três itens (um em cada categoria); outras duas devem conter seis itens (dois em cada categoria); outras duas listas devem conter nove itens (três em cada categoria). A princípio são utilizadas apenas três listas e as restantes serão utilizadas como alternativas somente se necessário.

Instruções

Para esta atividade, são utilizadas a técnica de categorização,[49] o treino expandido e a verbalização.[11,99] Antes do início da atividade, deve-se fazer um treino para verificar a compreensão dos pacientes. São apresentadas três figuras pertencentes às mesmas categorias que são utilizadas na atividade (animais, objetos e peças de roupas), e os pacientes são instados a dizer quais seriam as categorias daqueles três itens. Caso haja alguma dificuldade na formação das categorias, o profissional deve esclarecer quais são elas. Por fim, explica-se que essas mesmas três categorias serão utilizadas para a atividade e que se trabalhará primeiro com listas menores, de três itens, aumentando para seis e nove itens. Pode-se avisar aos pacientes quantos itens há em cada nova lista.
　O profissional deve trabalhar com uma lista por vez, começando com a de três itens. O título de cada categoria e os itens desta são lidos em voz alta pelo profissional. Os participantes são solicitados a lembrar-se das categorias primeiro, e dos itens de cada lista imediatamente após a apresentação delas, escrevendo as palavras em um bloco de notas.

Depois, devem recordar-se das palavras (reescrevendo-as no bloco) após intervalos de tempo crescentes de 30 segundos, 1 minuto, 2, 4 e 8 minutos. Em cada intervalo de tempo, o paciente ou grupo é estimulado a conversar sobre assuntos aleatórios (atividade de interferência). Sempre após escrever os itens da lista no bloco, os pacientes devem repetir as informações em voz alta, falando primeiro qual é o rótulo de uma dada categoria e os itens que pertencem a ela. Depois devem virar a folha para não terem mais acesso visual àquela informação.

Posteriormente, passa-se para a memorização de outra lista, com maior quantidade de itens, e o processo é repetido.

Caso haja erros na recuperação das informações, estes devem ser corrigidos, e a informação volta a ser recuperada no intervalo de tempo anterior no qual se obteve êxito, seguido de uma nova exposição à informação-alvo. Se ainda assim ocorrerem erros, o intervalo deve ser diminuído pela metade até que se obtenham acertos.

SESSÃO 12

Principais funções treinadas

Memória verbal imediata e tardia.

Introdução

"Hoje continuaremos o treino de memória verbal usando a técnica da categorização e a repetição em voz alta e por escrito. Vocês lembram como funcionam essas técnicas? Em que situações vocês usaram a memória verbal desde a sessão passada?" Oferecer explicações e exemplos caso necessário. Verificar também se utilizaram a categorização, a verbalização e a repetição em alguma atividade da semana.

Material

Preparar o mesmo tipo de material da Sessão 11, mas utilizando listas de palavras diferentes.

Instruções

As mesmas da Sessão 11.

Variação

A fim de intensificar a compreensão da técnica de categorização, pode-se criar listas de palavras com categorias diferentes das aqui apresentadas. Podem ser acrescentadas mais do que apenas três categorias. A quantidade deve ser aumentada gradualmente e dependerá da evolução de cada paciente ou grupo. Do mesmo modo, caso esta atividade se mostre muito difícil, poderá ser facilitada trabalhando-se com apenas uma lista por sessão.

SESSÃO 13

Principais funções treinadas

Memória visual imediata e tardia.

Introdução

Verificar se tiveram a oportunidade de utilizar a categorização ou a repetição de informações em alguma atividade da semana e, caso não o tenham feito, verificar os possíveis motivos (esquecimento, técnicas vistas como muito difíceis, falta de oportunidade de aplicá-las).

Explicar que se continuará a treinar a memória, mas que agora será treinada a memória visual.

"Em que situações vocês acham que usamos a memória? Julgam que essa é uma função cognitiva importante para nossas atividades diárias?

A memória visual é muito importante quando precisamos nos lembrar de algo que vimos, como, por exemplo, fotos, figuras, rostos de pessoas. Para facilitar essa memorização, uma estratégia útil é gastarmos alguns instantes prestando atenção nos detalhes do que estamos vendo, como se estivéssemos filmando a imagem ou situação."

Material

Preparar cartões de tamanho A4, com fotos ou ilustrações retiradas de revistas ou livros.

Instruções

Caso o profissional atenda a um grupo de pacientes, esta atividade pode ser feita em duplas ou trios. Os cartões são apresentados a um participante de cada dupla ou trio (ou a um paciente individual) com as imagens viradas para baixo. O participante deve escolher um cartão e apresentá-lo aos demais. Cada dupla ou trio tem dois minutos para observar atentamente a imagem, verbalizando em voz baixa os detalhes da foto. Após esse período, o cartão é devolvido e o participante relata para o(s) colega(s) ou para o profissional tudo o que conseguir recordar-se, incluindo todos os detalhes possíveis da imagem. O(s) colega(s) ou profissional anota(m) tudo que é relatado. Depois, os demais participantes da dupla ou trio ou o profissional verbalizam aspectos que o paciente pode ter esquecido. Por fim, todos examinam a imagem novamente, verificando se algum outro detalhe havia sido omitido e quais aspectos foram recordados. Por fim, os papéis se invertem para que cada um da dupla ou do trio possa participar (no caso de grupos) ou continua-se a mesma atividade com outros cartões (pacientes individuais).

SESSÃO 14

Principais funções treinadas

Memória visual imediata e tardia.

Introdução

Explicar que a memória visual será treinada ainda nesta sessão e solicitar que os participantes se recordem de situações nas quais usaram essa função cognitiva desde a última sessão. Verificar se as estratégias de gastar alguns instantes observando a situação e repetindo as informações em voz baixa facilitaram a memorização. Explorar os motivos pelos quais as estratégias podem não ter sido utilizadas e levantar soluções com os participantes.

Material

Mesmo da sessão anterior, utilizando imagens diferentes.

Instruções

Mantidas as mesmas da sessão anterior.

Variação

O grau de dificuldade pode ser graduado de acordo com o tipo de foto. Fotos com poucos detalhes são mais fáceis e fotos com muitos detalhes são mais complexas.

Se a quantidade de informações visuais for muito grande e o paciente apresentar dificuldades significativas, uma folha de papel poderá ser utilizada para cobrir parte da foto, de modo que as informações sejam apresentadas gradualmente.

A verbalização dos detalhes das imagens em voz baixa pode ser gradualmente substituída pela verbalização apenas mental, para si mesmo.

SESSÃO 15

Principais funções treinadas

Memória visual imediata e tardia.

Introdução

Explicar que a memória visual continuará a ser trabalhada e pedir aos participantes que deem exemplos de situações nas quais a utilizaram desde a última sessão.

Informar que nesta sessão serão utilizadas novamente a categorização, técnica para facilitar a organização das informações, e a repetição em voz alta e por escrito. Perguntar se o(s) participante(s) se recorda(m) dessas técnicas e pedir que deem exemplos.

Material

Blocos de anotações a serem distribuídos aos pacientes. Preparar cartões com fotos ou ilustrações pertencentes às categorias animais, objetos e frutas. Sugere-se preparar 6 conjuntos de cartões: 2 com 4 itens cada; outros 2 com 6 itens cada; e outros 2 com 9 itens cada. A princípio são utilizados apenas três conjuntos, mantendo-se os demais como alternativas caso seja necessário utilizá-los.

Instruções

São utilizadas a técnica da categorização,[49] o treino expandido e a verbalização,[11,99] e o procedimento é o mesmo das Sessões 11 e 12. Entretanto, o material utilizado para treino consiste de imagens pertencentes a três categorias: animais, objetos e frutas.

Inicia-se a atividade com um treino, apresentando três figuras pertencentes às mesmas categorias que são utilizadas na atividade (animais, objetos e frutas), e os pacientes são instados a dizer quais seriam as categorias daqueles três itens. É provável que o(s) participante(s) já esteja(m) familiarizado(s) com a técnica de categorização, tornando esse treino mais fácil. Caso seja necessário, explicam-se quais são as categorias utilizadas. Esclarecer ao(s) paciente(s) que essas mesmas três categorias serão utilizadas para a atividade e que se trabalhará com listas menores, de 3 itens, aumentando para 6 e 9 itens. Pode-se avisar aos pacientes quantos itens há em cada nova lista.

As imagens são apresentadas aos participantes, iniciando-se com três imagens, uma pertencente a cada categoria. Cada participante deve escrever as categorias e os itens de cada lista imediatamente após a apresentação, após intervalos de 30 segundos, 1 minuto, 2, 4 e 8 minutos. Após cada vez que escreverem as informações, deve-se solicitar que os participantes repitam em voz alta cada categoria e os itens que pertencem a elas. Entre cada intervalo de tempo, o grupo ou paciente é estimulado a conversar sobre assuntos aleatórios (atividade de interferência). Os erros são corrigidos retomando as instruções da técnica apresentada (categorização), e a informação deve ser recuperada no intervalo de tempo anterior no qual o grupo ou paciente obteve êxito, seguido de uma nova exposição à informação-alvo. Se ainda assim ocorrerem erros, o intervalo de recuperação deve ser diminuído pela metade.

Sempre após a recuperação das informações, o(s) participante(s) deve(m) virar a folha do bloco para que não tenham mais acesso ao que foi escrito.

A atividade é repetida com as listas de 6 e 9 itens.

SESSÃO 16

Principais funções treinadas

Memória visual imediata e tardia.

Introdução

Explicar que a memória visual continuará a ser trabalhada com a técnica da categorização e repetição e pedir aos participantes que deem exemplos de situações nas quais utilizaram a memória visual e a categorização desde a última sessão.

Material

Mesmo tipo de material da sessão anterior, com imagens diferentes das que já foram utilizadas.

Instruções

As mesmas da Sessão 15.

Variação

Podem-se criar listas de imagens pertencentes a categorias diferentes. Podem ser incluídas mais do que apenas três categorias. A quantidade deve ser aumentada gradualmente e dependerá da evolução de cada paciente ou grupo, conforme avaliação do profissional. Assim como nas Sessões 11 e 12, esta atividade pode ser facilitada trabalhando-se com apenas uma lista por sessão.

SESSÃO 17

Principais funções treinadas

Memória visual imediata e tardia.

Introdução

"Vamos continuar a treinar a memória visual usando a técnica da categorização e para uma atividade que realizamos bastante no dia a dia. Vocês se lembram de situações desde a sessão passada em que tenham usado a memória visual e a categorização? Hoje nosso treino vai ser com listas de supermercados. Que categorias podemos criar para os produtos que encontramos em um supermercado?"

Material

Preparar listas de supermercado com itens que podem pertencer às categorias carnes, frutas, utensílios domésticos, pães, verduras/legumes, bebidas e produtos de limpeza. A quantidade de itens em cada lista é variável, mas devem ser preparadas listas com 3 itens, passando para 6, 9 e 12 itens. Cada lista deve conter apenas três categorias. As

listas devem ser impressas para serem distribuídas aos participantes, e listas organizadas devem ser usadas pelo profissional como gabaritos. Exemplos de listas podem ser consultadas na Figura 8.2.
Folhas de papel brancas a serem distribuídas aos participantes.

Instruções

Cada participante recebe uma lista de supermercado com itens que não estão organizados e que podem pertencer às categorias carnes, frutas, utensílios domésticos, pães, verduras/legumes, bebidas e produtos de limpeza.

A lista deve ser estudada por cinco minutos, sendo os pacientes estimulados a organizá-la, marcando ao lado de cada item a categoria à qual pertencem, e depois reescrevendo a lista organizadamente, elaborando colunas com os nomes das categorias e escrevendo os itens que pertencem a cada categoria nas colunas correspondentes.

Após o período de cinco minutos, não poderão mais ver a lista. Terão mais cinco minutos para escrever todos os itens que consigam lembrar, sendo estimulados a primeiro recordar a categoria à qual o(s) item(ns) pertence(m), já que as categorias servem de pistas para a recuperação da informação.

Por fim, devem verificar quantos itens conseguiram lembrar e se houve alguma omissão.

Começar a atividade com listas de três itens e repetir com as listas maiores.

Essa atividade foi adaptada de Yassuda e colaboradores.[143]

SESSÃO 18

Principais funções treinadas

Memória visual imediata e tardia.

Introdução

"Hoje daremos continuidade ao treino da semana passada, com listas de supermercado. Desde a última sessão, alguém teve oportunidade

GABARITOS A SEREM USADAS PELO PROFISSIONAL

Listas de 3 itens

Lista 1

Carnes	Pães	Verduras/Legumes
Alcatra	Pão francês	Espinafre

Lista 2

Carnes	Pães	Verduras/Legumes
Costeleta	Pão de forma	Brócolis

Lista 3

Carnes	Pães	Verduras/Legumes
Frango	Pão de hambúrguer	Escarola

Listas de 6 itens

Lista 4

Frutas	Utensílios domésticos	Bebidas
Morango	Colher	Limonada
Abacaxi	Abridor de latas	Água

Lista 5

Frutas	Utensílios domésticos	Bebidas
Banana	Garfo	Suco de laranja
Mamão	Ralador	Guaraná

Lista 6

Frutas	Utensílios domésticos	Bebidas
Maçã	Pregador de roupa	Leite
Pera	Xícara	Coca-cola

FIGURA 8.2 *(continua)*
Exemplos de listas de supermercado.

(*continuação*)

Lista 7

Listas de 9 itens

Carnes	Verduras/legumes	Produtos de limpeza
Lombo	Cenoura	Detergente
Bacon	Beterraba	Cândida
Filé *mignon*	Acelga	Desinfetante

Lista 8

Carnes	Verduras/legumes	Produtos de limpeza
Picanha	Vagem	Limpa-vidros
Pernil	Abobrinha	Cera para chão
Maminha	Tomate	Sabão de coco

Lista 9

Carnes	Verduras/legumes	Produtos de limpeza
Lagarto	Escarola	Sabão em pó
Fraldinha	Couve	Vassoura
Frango	Espinafre	Álcool

Lista 10

Listas de 12 itens

Pães	Utensílios domésticos	Bebidas
Pão francês	Espremedor de batata	Café
Pão de hambúrguer	Faca	Água
Rosca doce	Ralador	Coca-cola
Bisnaguinha	Abridor de latas	Suco de laranja

FIGURA 8.2 (*continuação*)
Exemplos de listas de supermercado.

(*continua*)

(*continuação*)

Lista 11

Pães	Utensílios domésticos	Bebidas
Pão italiano	Prato	Suco de uva
Pão doce	Copo	Chá gelado
Pão integral	Afiador de facas	Guaraná
Pão de leite	Espátula	Vinho

Lista 12

Pães	Utensílios domésticos	Bebidas
Pão árabe	Escumadeira	Suco de goiaba
Pão de forma	Pegador de macarrão	Refrigerante
Pão sovado	Peneira	Limonada
Pão francês	Prato	Água

LISTAS
(a serem destacadas e entregues para cada participante)

Lista 1
Alcatra
Pão francês
Espinafre

Lista 2
Brócolis
Costeleta
Pão de forma

Lista 3
Pão de hambúrguer
Frango
Escarola

Lista 4
Morango
Limonada
Colher
Abridor de latas
Água
Abacaxi

Lista 5
Banana
Ralador
Suco de laranja
Garfo
Mamão
Guaraná

Lista 6
Leite
Xícara
Maçã
Pregador de roupa
Coca-cola
Pera

Lista 7
Lombo
Beterraba
Detergente
Cenoura
Bacon
Cândida

Filé *mignon*
Acelga
Desinfetante

Lista 8
Abobrinha
Cera para chão
Picanha
Pernil
Limpa-vidros
Vagem
Tomate
Maminha
Sabão de coco

(*continua*)

(*continuação*)

Lista 9	Café	Suco de uva	Prato
Álcool	Pão francês	Pão doce	Pão árabe
Lagarto	Abridor de latas	Vinho	Pão sovado
Couve	Ralador	Guaraná	Suco de goiaba
Fraldinha	Rosca doce	Afiador de facas	Pão de forma
Escarola	Bisnaguinha	Pão integral	Pegador de
Sabão em pó	Suco de laranja	Pão de leite	macarrão
Frango	Pão de hambúrguer	Espátula	Refrigerante
Espinafre	Faca	Chá gelado	Pão francês
Vassoura	Coca-cola		
		Lista 12	
Lista 10	**Lista 11**	Peneira	
Espremedor	Copo	Limonada	
de batata	Prato	Água	
Água	Pão italiano	Escumadeira	

FIGURA 8.2 (*continuação*)
Exemplos de listas de supermercado.

de ir ao supermercado? Vocês utilizaram a categorização para ir ao supermercado ou realizar alguma outra atividade?"

Material

Mesmo da sessão anterior, utilizando listas com produtos diferentes.

Instruções

Mesmas da sessão anterior.

Variação

O grau de dificuldade pode variar mudando-se a quantidade de categorias utilizadas, bem como a quantidade de itens de cada lista.

Havendo tempo e disponibilidade, o profissional pode intensificar o treino, concentrando a memorização em uma lista determinada e acompanhando o paciente ou grupo até um supermercado para simular uma compra. O paciente ou grupo deverá procurar os itens da lista de memória.

SESSÃO 19

Principais funções treinadas

Memória visual imediata e tardia; memória verbal imediata e tardia.

Introdução

"Hoje vamos treinar tanto a memória visual como a verbal. Em que situações usamos esses dois tipos de memória?

Quando lemos alguma coisa (uma história, uma notícia de jornal ou um artigo de revista), uma estratégia que ajuda a memorizar as informações é prestar atenção ao título, pois ele nos dá uma dica do assunto geral que vai ser tratado. Além disso, em leituras em que há muitos detalhes, ainda que não consigamos nos lembrar de tudo, prestar atenção no sentido geral nos ajuda a manter as informações na memória."

Material

Preparação de histórias curtas, mas que contenham muitos detalhes. As histórias serão impressas e entregues para a leitura dos pacientes. Sugere-se a preparação de no mínimo três histórias. Exemplos de histórias são encontrados nas fichas a seguir.

Instruções

Cada participante receberá uma história curta, repleta de detalhes. Caso a atividade seja feita em grupo, todos os pacientes do grupo devem receber a mesma história por vez.

Terão cinco minutos para estudar a história e tentar memorizar os fatos, sendo estimulados a relê-la várias vezes para facilitar a memorização. É importante que o profissional ressalte a atenção ao título da história, pois este funciona como uma pista sobre o conteúdo. Depois, terão mais cinco minutos para escreverem o que conseguirem lembrar, sendo estimulados a recordar o título e incluir o máximo de detalhes possível, procurando lembrar, sobretudo, o sentido geral da história.

Por fim, cada paciente é instado a ler em voz alta o que escreveu, verificando o que conseguiu recordar e o que foi omitido. A constatação das omissões deve ser estimulada pelo profissional mediante perguntas e dicas, por exemplo: "Você se lembra em que cidade morava o personagem? Era em uma cidade do interior de São Paulo". As omissões também devem ser analisadas, discutindo-se com os pacientes se a informação esquecida era um aspecto essencial da história e cuja ausência dificultou a compreensão desta, ou se o sentido geral não foi afetado por tal esquecimento.

Sugere-se que cada paciente repita a atividade por três vezes em uma sessão, com histórias diferentes. Repetições com mais de três histórias são desaconselhadas em virtude da possibilidade de gerarem confusão com a mistura dos enredos.

Essa atividade foi adaptada de Yassuda e colaboradores.[143]

→ Exemplo de história 8.1

ANTES TARDE DO QUE NUNCA

Alberto, que morava na cidade de Itu, era criador de cães há 15 anos. Há um mês ele foi convidado a participar de um campeonato de corrida de cães. Ele pensou em treinar seus 10 cães durante três semanas e ao final desse período escolher o que parecia mai bem preparado. Passadas as três semanas, Alberto estava em dúvida entre dois dos melhores cães: Natasha e Dolores. Para ajudar na escolha, pediu a opinião de sua esposa, Júlia. Júlia sempre teve uma predileção por Natasha, que era muito companheira, mas, avaliando as duas, achou que Dolores estava mais bem preparada. Finalmente chegou o dia da competição e Alberto e Júlia foram juntos à cidade de Jundiaí, local da disputa. O início da competição estava marcado para as 15h, mas eles chegaram com uma hora de antecedência para poderem se preparar. A meia hora do início da competição, começou uma chuva forte e todos tiveram de se proteger. Após duas horas de chuva forte, a organização decidiu adiar o evento para a próxima semana. Alberto se dedicou muito ao treino de Dolores nessa semana e, felizmente, ela venceu a corrida.

→ **Exemplo de história 8.2**

A FORMATURA

Beatriz estava se preparando para sua formatura. Ela era a primeira das três irmãs a se formar e seus pais, Andréa e Pedro, estavam muito orgulhosos. Ela entrou na faculdade sem precisar fazer cursinho e por isso estava se formando em engenharia com apenas 22 anos. Seu pai também era engenheiro. Ela já trabalhava em uma montadora de carros e gostava muito do trabalho. Com seu salário, conseguiu comprar um bonito vestido e pagou os gastos com a festa. Suas irmãs, Ana e Márcia, irão à festa. Sua família decidiu preparar uma surpresa e convidaram os avós, que moram em Campinas, para virem à festa. Havia 200 formandos e Beatriz foi a terceira a ser chamada. Quando chamaram seu nome, toda a sua família levantou para aplaudir e gritar o nome de Beatriz, e também ergueram uma grande faixa que dizia "Parabéns, Beatriz. Estamos orgulhosos". A garota chorou de emoção ao ver a homenagem e ao reconhecer seus avós na plateia. Após a formatura, todos foram para a festa e se divertiram muito durante algumas horas.

→ **Exemplo de história 8.3**

O CORREDOR

Paulo está exausto mas orgulhoso, pois acaba de completar a corrida mais longa de sua vida. Paulo teve o melhor tempo entre os corredores mais velhos, mas não foi fácil terminar a corrida de 10 km em Jundiaí. Um fotógrafo do jornal local o fotografou cruzando a linha de chegada. Mesmo que a foto não seja publicada no jornal, ele poderá receber uma cópia. Ficará ótima no álbum que ele vem montando desde que começou a correr. Isso foi há nove anos, quando tinha 52 anos de idade. Olhando ao seu redor, vê muitas pessoas chegando para cumprimentá-lo, mesmo algumas pessoas mais jovens que ele venceu. Um dos oficiais da corrida vem verificar como ele está se sentindo. Na corrida havia 250 corredores amadores da região. Pelo menos 30 eram corredores com mais de 55 anos de idade, e outros 50 tinham entre 40 e 55 anos. Os organizadores da corrida estavam bem preparados para uma emergência. Felizmente, nenhum problema ocorreu.

→ **Exemplo de história 8.4**

UM EVENTO IMPORTANTE

Luisa tocará órgão no casamento de sua neta. Há vários meses, Luisa está praticando cinco músicas, incluindo a "Marcha Nupcial". Ela está entusiasmada, orgulhosa e muito bem pre-

(continua)

(continuação)

parada. O ensaio será na sexta-feira à noite, e o casamento será no sábado à tarde. Luisa aprendeu a tocar piano quando era pequena, e toca órgão desde os 19 anos. Ela já tocou órgão em muitos casamentos e cerimônias religiosas. Mas, por razões pessoais, este casamento é mais importante que os outros. Ela está muito feliz, pois sua neta Júlia está se casando com um ótimo rapaz. Guilherme, o futuro marido de Júlia, tem 28 anos e se formou em advocacia pela São Francisco há dois anos. Desde sua formatura, ele trabalha para a prefeitura de Belo Horizonte, Minas Gerais. Júlia formou-se advogada pela São Francisco no ano passado. Ela também mora em Belo Horizonte e trabalha para uma grande empresa de telefonia. Eles se conheceram na faculdade de direito.

→ **Exemplo de história 8.5**

O VISITANTE ITALIANO

Uma das experiências mais emocionantes na vida de Bernardo foi a visita surpresa de seu primo italiano. Bernardo sabia que seu pai tinha imigrado para o Brasil por volta de 1910. Separadamente, sua mãe também viera na mesma época. Eles se conheceram e se casaram no Brás, em São Paulo. Ambos contavam histórias de irmãos e irmãs que haviam deixado. Bernardo até mesmo se lembrava de ver seus pais escrevendo e mandando pacotes para os parentes italianos. Mas, de acordo com sua lembrança, o último contato acontecera nos anos 1950. Bernardo sabia que tinha primos na Itália, mas até essa visita, ele nunca tinha conhecido nenhum. Era uma tarde tranquila de sábado, quando Pietro bateu a sua porta. Pelo sotaque e pelas roupas, Bernardo logo percebeu que ele era italiano. Pietro explicou que estava em São Paulo a passeio, mas que um dos seus objetivos era encontrar seus parentes brasileiros. Deles só sabia o sobrenome e que moravam no Brás.

→ **Exemplo de história 8.6**

UM NOVO NETO

Marta e Rubens estão ansiosos esperando notícias sobre o nascimento de seu novo neto. O bebê já deveria ter nascido há uma semana. Na noite passada, Michele, a mãe, entrou em trabalho de parto. João, seu marido, levou-a para o hospital imediatamente. Ele telefonou esta manhã para dizer que tinha sido um alarme falso. Mesmo assim, Michele está no hospital para realizar

(continua)

> *(continuação)*
>
> outros testes e ficar em observação. Este será o seu segundo bebê, portanto o médico não espera nenhum problema sério. Todos esperam que o bebê nasça logo e que mãe e filho estejam saudáveis. Este será o quinto neto de Marta e Rubens, mas cada um deles é uma nova experiência. O primeiro chegou de surpresa, quase duas semanas mais cedo. O segundo e o terceiro nasceram na mesma semana. Um deles foi o primeiro filho da Michele, Pedro, que hoje tem 3 anos. No ano passado, o quarto neto atrasou e precisou de uma cesárea.

SESSÃO 20

Principais funções treinadas

Memória visual imediata e tardia; memória verbal imediata e tardia.

Introdução

Verificar se os participantes fizeram atividades em que tenham empregado tanto a memória visual como a verbal. Perguntar-lhes se leram algum material e se utilizaram a estratégia de prestar atenção ao título primeiro e focar-se no sentido geral da leitura.

Material

Mesmo da sessão anterior, mas utilizando histórias com enredos diferentes.

Instruções

Mesmas da sessão anterior.

Variação

O grau de dificuldade pode ser alterado criando-se histórias com mais ou menos detalhes. Outra estratégia que pode ser utilizada a fim de facilitar a memorização é sugerir que o paciente visualize a história como um filme passando em sua mente. No entanto, pacientes mais concretos, com mais dificuldade de abstração, talvez encontrem mais dificuldade em tal estratégia.

Conforme o paciente progrida com o treino, pode-se graduar a dificuldade focando quais detalhes de uma história (ou de artigos de revistas e jornais) são relevantes para a compreensão geral (e, assim, facilitam a memorização) e quais são irrelevantes e poderiam ser omitidos sem obscurecer o sentido da história. Esta atividade trabalha o raciocínio analítico, a capacidade de diferenciar entre o que é relevante e irrelevante e a compreensão de textos.

→ **10**
Considerações finais

A recuperação de um transtorno psiquiátrico é um processo desafiador. Há ainda muito preconceito e desconhecimento acerca das doenças mentais, o que frequentemente resulta em sentimentos de vergonha, humilhação e culpa aos portadores e seus familiares. As doenças físicas são mais bem aceitas pela sociedade em geral. Parece disseminada a ideia de que, quando alguém adoece fisicamente, "não tem culpa" pelo está lhe acontecendo. Semelhante compreensão e empatia nem sempre se estendem aos transtornos psiquiátricos – como se a mente não fizesse parte do corpo.

É difícil falar em cura em psiquiatria. Essa dificuldade se aplica especificamente à esquizofrenia, que é um transtorno crônico, grave e cujos sintomas podem surgir em uma fase prematura, atrapalhando o desenvolvimento das potencialidades da pessoa.

O conceito de recuperação em saúde mental proposto por Anthony[144] oferece uma boa definição da jornada pela qual os portadores de transtornos psiquiátricos passam até alcançar condições mínimas de funcionamento na vida diária. O processo de recuperação é descrito por Anthony[144] como singular e individual, incluindo mudanças de atitudes, valores, sentimentos, objetivos, habilidades e papéis. Inclui o desafio de encontrar novos objetivos e sentido para a vida e o desenvolvimento do equilíbrio entre levar uma vida satisfatória e produtiva e conviver com as limitações causadas pela doença.

No campo de saúde mental, a recuperação envolve não apenas a melhora dos sintomas da doença, mas também a eliminação do estigma que pode estar incorporado à vida dos pacientes, do efeito iatrogênico de ambientes de tratamento, da falta de oportunidades para autodeterminação, dos efeitos negativos do desemprego e dos sonhos esfacelados. Tratamentos, reabilitação e manejo do caso são os procedimentos que os profissionais usam para facilitar a recuperação; a recuperação em si é um processo vivenciado pelas pessoas com desabilidades. Os resultados dessas intervenções de tratamento podem ser maiores do que os resultados específicos esperados (i. e., diminuição dos sintomas, funcionamento, etc.). Cada um desses tratamentos pode contribuir para o processo de recuperação de maneiras ainda desconhecidas. Ainda há muito que ser estudado e esclarecido sobre o processo de recuperação de transtornos psiquiátricos, mas se sabe que este é multidimensional, envolvendo aspectos como autoestima, ajustamento, apoderamento e autodeterminação.[144]

Apesar de o processo de recuperação poder ocorrer de maneira não linear e até mesmo na presença de sintomas (ou seja, uma pessoa não precisa estar absolutamente isenta de sintomas para considerar-se recuperada em saúde mental), dificuldades em desempenhar tarefas e papéis importantes para o indivíduo, e os efeitos negativos disso para a autoestima, atrapalham o processo de recuperação.[144]

Valendo-se do paradigma de recuperação especificamente para o treino cognitivo, Wykes e Reeder[11] explicam que esse processo envolve a concepção de que as pessoas não são recipientes passivos dos tratamentos, mas sim ativas e responsáveis por ele. Em contraste com a visão histórica da reabilitação como sendo algo feito a uma pessoa passiva, a visão moderna busca propiciar um ambiente no qual os processos de recuperação possam ser estimulados. Assim, para as pesquisadoras, o apoderamento (a habilidade de participar ativamente de seu próprio e individual processo de recuperação) é um resultado que pode ser esperado dos serviços de reabilitação. Fatores de resiliência também contribuem para o processo de recuperação, podendo ser sociais (apoio de amigos ou familiares), biológicos (medicação apropriada) e pessoais (estratégias para lidar com percepções anormais, como as comumente ensinadas na terapia cognitivo-comportamental).

Nesse contexto, o treino ou reabilitação cognitiva na esquizofrenia objetivam a melhora do funcionamento do paciente, contribuindo para que ele venha a desenvolver tarefas valorizadas de maneira mais fácil. Cada paciente é único, e há ainda muito a ser aprendido, pesquisado, desenvolvido e compreendido na reabilitação cognitiva para a esquizofrenia. As atividades aqui propostas são apenas sugestões do que pode ser feito. Elas podem se mostrar mais ou menos adequadas e úteis a um paciente. O profissional que trabalha com reabilitação cognitiva deve montar um programa de tratamento adequado às necessidades, aos objetivos e às capacidades individuais de seu(s) cliente(s). A individualização do tratamento possibilita que paciente e profissional trabalhem juntos para encontrar a melhor maneira de aliviar as dificuldades cognitivas. Isso é bastante relevante para a melhora, pois uma pessoa que se apodera de seu processo de tratamento tem maior probabilidade de usá-lo novamente.[11] Como destacado anteriormente, o apoderamento é essencial ao processo de recuperação.

Assim como não há um único medicamento que se mostre eficaz a todos os perfis de pacientes com esquizofrenia, o mesmo se aplica ao treino ou à reabilitação cognitiva. O programa deve ser montado cuidadosamente, podendo determinado paciente beneficiar-se de técnicas ou procedimentos de diferentes programas, enquanto outro não apresenta a mesma resposta. Aspectos do paciente como grau de motivação, disponibilidade para participar de mais de uma sessão por semana, grau de escolaridade, dentre outros, são essenciais para a decisão do clínico sobre os tipos de atividades a serem utilizadas. Desse modo, revelam-se importantes os contínuos esforços que vêm sendo empregados para testar a eficácia dos diversos programas padronizados que já existem, bem como o desenvolvimento de novos programas.

É ainda possível que pacientes com graus de prejuízos variados e com diferentes graus de ajuste pré-mórbido (p. ex., escolaridade) se beneficiem de certos programas e em fases diferentes do transtorno.[107] Pacientes com prejuízos muito pronunciados, com longa duração da doença e menor grau de escolaridade talvez se beneficiem mais de intervenções bastante estruturadas e diretivas, como a adaptação ambiental. Já estratégias mais sofisticadas, como o treino em metacognição, podem ser mais adequadas a pacientes com maior preservação das habilidades cognitivas, menos tempo de doença e maior escolaridade.

Há ainda alguns desafios e perguntas a serem respondidas nesse campo, como: de que maneira outros fatores além do programa de treino podem interferir na cognição (p. ex., autoestima, autoeficácia, motivação) e como podem ser medidos; como mensurar a funcionalidade; outras maneiras de se medir a cognição, além dos testes neuropsicológicos; desenvolvimento de instrumentos de avaliação neuropsicológica mais sensíveis; inclusão ou não do treino cognitivo em um programa de reabilitação maior; e variações na eficácia do treino ao ser aplicado em grupo ou individualmente.

Muitos esforços têm sido feitos para se responder a essas questões e algumas evidências já têm sido apontadas. Por exemplo, as medidas de funcionalidade podem apresentar mudanças somente após longos períodos da finalização do treino cognitivo, não sendo muito úteis para se investigar mudanças em curto prazo. Treinos individuais parecem mais eficientes, ao menos no início do tratamento, já que são mais facilmente adaptados às necessidades do paciente e auxiliam no engajamento. Após uma melhora das funções cognitivas, o tratamento pode ser continuado em grupo nas mais diversas atividades possíveis.[11] No entanto, estudos maiores ainda são necessários para se comprovar tais dados.

Processos que moderam e contribuem para a generalização dos ganhos, bem como estratégias para facilitá-los ainda precisam ser investigados mais profundamente. No entanto, dados confirmam que o envolvimento de outras pessoas, como funcionários (no caso de hospitais), bem como de familiares e cuidadores potencializa os efeitos do treino cognitivo. Estes podem lembrar e estimular os pacientes a empregarem as novas estratégias nas mais diversas situações, aumentando as chances de generalização dos ganhos. Um processamento cognitivo mais eficiente torna-se especialmente benéfico e significativo se a pessoa passa a empregá-lo para realizar suas atividades diárias.[11]

É possível, ainda, que, após o término do tratamento, eventuais sessões de reforço (booster sessions) se façam necessárias para que os ganhos sejam mantidos, e as técnicas aprendidas, relembradas e consolidadas.[11,98,105,107]

Outra questão importante, especialmente em relação à adoção do treino cognitivo em instituições maiores (hospitais, clínicas de reabilitação públicas e privadas) se refere à informação. Gerentes, coordenadores e funcionários precisam saber que a melhora da cognição aumenta o custo-benefício de outros programas de reabilitação, facilita a adesão do paciente ao tratamento medicamentoso e incentiva sua independência, diminuindo custos com internações.[11]

Espera-se que as atividades aqui propostas possam contribuir com o processo de recuperação dos portadores de esquizofrenia. De fato, um estudo preliminar, controlado, randomizado, duplo-cego, utilizando as 20 sessões aqui descritas, indicou melhoras em aspectos atencionais e nos sintomas deste transtorno. No entanto, mais pesquisas ainda são necessárias para a validação desses resultados.

Por fim, espera-se ter despertado a curiosidade e o interesse pela área de treino cognitivo na esquizofrenia e que mais profissionais se envolvam no desenvolvimento desse campo, ainda incipiente no Brasil.

Referências

1. Organização Mundial da Saúde. Classificação internacional de transtornos mentais e de comportamento da CID-10: descrições clínicas e diretrizes diagnósticas. Porto Alegre: Artmed; 1993.
2. McKenna PJ. Schizophrenia and related syndromes. 2nd ed. Hove: Taylor & Francis; 2007.
3. Elkis H, Kayo M, Oliveira G, Hiroce V, Barriviera J, Tassel Y. Esquizofrenia. In: Miguel E, Gentil V, Gattaz W, editores. Clínica psiquiátrica. São Paulo: Manole; 2011. P. 603-622.
4. Mortiner AM, Spence SA. Managing negative symptoms in schizophrenia. London: Science Press; 2001.
5. Louzã Neto MR, Elkis H. Esquizofrenia. In: Louzã Neto MR, Elkis H, organizadores. Psiquiatria Básica. 2. ed. São Paulo: Artmed, 2007.
6. American Psychiatric Association. Diagnostic and statistical manual of mental disorders: DSM-IV. 4th. ed. Washington: APA; 1994.
7. Almeida Filho N, Mari JJ, Coutinho E, França JF, Fernandes JG, Andreoli SB, et al. Estudo multicêntrico de morbidade psiquiátrica em áreas urbanas brasileiras (Brasília, São Paulo, Porto Alegre). Rev ABP-APAL. 1992;14(3):93-104.
8. Almeida-Filho N, Mari JJ, Coutinho E, Franca JF, Fernandes J, Andreoli SB, et al. Brazilian multicentric study of psichiatric morbidity. Methodological features and prevalence estimates. Br J Psychiatry. 1997;171:524-9.
9. Andrade LH, Walters EE, Gentil V, Laurenti R. Prevalence of ICD-10 mental disorders in catchment area in the city of São Paulo, Brazil. Soc Psychiatr Epidemiol. 2002;37(7):316-25.
10. Lishman WA. Symptoms and syndromes with regional affiliations. In: Lishman WA. Organic psychiatry: the psychological consequences of cerebral disorder. 3rd ed. Oxford: Blackwell Science; 1997.
11. Wykes T, Reeder C. Cognitive remediation therapy for schizophrenia: theory and practice. London: Routledge; 2005.
12. Palmer BW, Heaton RK, Gladsjo JA, Evans JD, Patterson TL, Golshan S, et al. Heterogeneity in functional status among older outpatients with schizophrenia: employment history, living situation, and driving. Schizophr Bull. 2002;55(3):205-15.
13. Ferrari MC, Kimura L, Nita LM, Elkis H. Structural brain abnoemalities in early-onset schizophrenia. Arq Neuropsiquiatr. 2006;64(3B):741-6.

14. Elkis H, Friedman L, Wise A, Meltzer HY. Meta-analyses of studies of ventricular enlargement and cortical sulcal prominence in mood disorders. Comparisions with controls or patients with schizophrenia. Arch Gen Psychiatry. 1995;52(9):735:46.
15. Woods BT, Ward KE, Johnson EH. Meta analysis of the time-course of brain volume reduction in schizophrenia: implications for pathogenesis and early treatment. Schzophr Res. 2005;73(2-3):221-8.
16. Kraepelin E. Dementia praecox. In: Kraepelin E. Clinical psychiatry. New York: Scholar's Facsimiles & Reprints; 1981. p. 219-75.
17. Bleuler E. As esquizofrenias. In: Bleuler E. Psiquiatria. 15. ed. Rio de Janeiro: Guanabara Koogan; 1985. p. 279-321.
18. Cannon TD, Bearden CE, Hollister M, Rosso IM, Sanchez LE, Hadley T. Childhood cognitive functioning in schizophrenia patients and their unaffected siblings: a prospective cohort study. Schizophr Bull. 2000;26(2):379-93.
19. Jones P, Murray R, Jones P, Rodgers B, Marmot M. Child developmental risk factors for adult schizophrenia in the British 1946 birth cohort. Lancet. 1994;344(8934):1398-402.
20. Palmer BW, Heaton RK, Paulsen JS, Kuck J, Braff D, Harros MJ, et al. Is it possible to be schizophrenic yet neuropsychologically normal? Neuropsychology. 1997;11(3):437-46.
21. Kremen WS, Seidman LJ, Faraone SV, Toomey RE, Tsuang MT. The paradox of normal neuropsychological function in schizophrenia. J Abnorm Psychol. 2000;109(4):743-52.
22. Adad MA, Castro R, Mattos P. Aspectos neuropsicológicos da esquizofrenia. Rev Bras de Psiquiatr. 2000;22 Supl I:31-4.
23. Bozikas P, Kosmidis MH, Grigoris K, Karavatos A. Neuropsychological profileof cognitively impaired patients with schizophrenia. Compr Psychiatry. 2006;47(2):136-43.
24. American Psychological Association Committee for the Advancement of Professional Task Force on Serious Mental Illness and Severe Emotional Disturbance. Catalog of clinical training opportunities: best practices for recovery and improved outcomes for people with severe mental illness [Internet]. [S.l]: APA/CAPP; 2007 [acesso em 07 jun. 2012]. Disponível em: http://www.apa.org/practice/resources/grid/catalog.pdf.
25. Wykes T, Huddy V, Cellard C, McGurk S, Czobor P. A meta-analysis of cognitive remediation for schizophrenia: methodology and effect sizes. Am J Psychiatry. 2011;168(5):472-85.
26. Harvey PD, Sharma T. Understanding and treatirng cognition in schizophrenia: a clinician's handbook. London: Martin Dunitz; 2002.
27. Leitão RJ, Ferraz MB, Chaves AC, Mari JJ. Custos da esquizofrenia: custos diretos e utilização de recursos no Estado de São Paulo. Rev Saúde Pública. 2006;40(2):304-9.
28. Soares CR, Menezes PR. Avaliação do impacto econômico em famílias de pacientes com transtornos mentais graves. Rev Psiqu Clín. 2001;28(4):183-90.

29. Nomura S, Garcia JL, Fabrício AM, Bolognani SAP, Camargo CHP. Reabilitação neuropsicológica. In: Forlenza OV, Caramelli, P. Neuropsiquiatria geriátrica. São Paulo: Atheneu; 2000. p. 539-47.
30. Hodel B, Brenner HD. Cognitive therapy with schizophrenic patients: conceptual basis, present state, future directions. Acta Psychiatr Scand. 1994;90 Suppl 384:108-15.
31. Hogarty GE, Flescher S, Ulrich R, Carter M, Greenwald D, Pogue-Geile M, et al. Cognitive enhancement therapy for schizophrenia: effects of a 2-year randomized trial on cognition and behavior. Arch Gen Psychiatry. 2004;61(9):866-76.
32. Bell M, Bryson G, Grieg T, Corcoran C, Wexler BE. Neurocognitive enhancement therapy with work therapy: effects on neuropsychological test performance. Arch Gen Psychiatry. 2001;58(8):763-8.
33. Delahunty A, Morice R, Frost B. Specific cognitive flexibility rehabilitation in schizophrenia: preliminary results. Psychol Med. 1993;23:221-27.
34. Sohlberg MKM, Mateer CA. Effectiveness of an attention-training program. J Clin Exp Neuropsycol. 1987;9(2):117-30.
35. Joyce EM, Roiser JP. Cognitive heterogeneity in schizophrenia. Curr Opin Psychiatry. 2007;20(3):268-72.
36. Weickert TW, Goldberg TE. The course of cognitive impairment in patients with schizophrenia. In: Sharma T, Harvey P. Cognition in schizophrenia: impairments, importance and treatment strategies. New York: Oxford University Press; 2000.
37. Wykes T, Van der Gaag M. Is it time to develop a new cognitive therapy for psychosis: cognitive remediation therapy (CRT)? Clin Psychol Rev. 2001;21(8):1227-56.
38. Goldberg TE, Torrey EF, Gold JM, Bigelow LB, Ragland RD, Taylor E, et al. Genetic risk of neuropsychological impairment in schizophrenia: a study of monozygotic twins discordant and concordant for the disorder. Schizophr Res. 1995;17(1):77-84.
39. Trivedi JK. Cognitive deficits in psychiatric disorders: current status. Indian J Psychiatry. 2006;48:10-20.
40. Fioravanti M, Carlone O, Vitale B, Cinti ME, Clare L. A meta-analysis of cognitive deficits in adults with a diagnosis of schizophrenia. Neuropsychol Rev. 2005;15(2):73-95.
41. Luria AR. Atenção. In: Luria AR. Fundamentos de neuropsicologia. Rio de Janeiro: Livros Técnicos e Científicos; 1984. p. 223-44.
42. Luria AR. Curso de psicologia geral. Vol. III, Atenção e Memória. Rio de Janeiro: Civilização Brasileira; 1979.
43. Luck SJ, Gold JM. The construct of attention in schizophrenia. Biol Psychiatry. 2008;64(1):34-9.
44. Cornblatt BA, Erlenmeyer-Kimling L. Global attentional deviance as a marker of risk for schizophrenia: specificity and predictive validity. J Abnorm Psychol. 1985;94(4):470-86.
45. Braff DL. Information processing and attention dysfunctions in schizophrenia. Schizophr Bull. 1993;19(2):233-59.

46. Chen WJ, Faraone SV. Sustained attention deficits as markers of genetic susceptibility to schizophrenia. Am J Med Genet. 2000;97:72-57.
47. Reber AS, Reber ES. Dictionary of psychology. New York: Penguin Reference; 2001.
48. Lezak MD. Neuropsychological assessment. 4th ed. New York: Oxford University Press; 2004.
49. Green CR. Memória turbinada: oito passos para sua memória entrar em boa forma. Rio de Janeiro: Campus; 2000.
50. Ranganath C, Minzenberg M, Ragland JD. The cognitive neuroscience of memory function and dysfunction in schizophrenia. Biol Psychiatry. 2008;64(1):18-25.
51. Aleman A, Hijman R, de Haan EH, Kahn RS. Memory impairment in schizophrenia: a meta-analysis. Am J Psychiatry, 1999;156(9):1358-66.
52. Gur RC, Moelter ST, Ragland DJ. Learning and memory in schizophrenia. In: Sharma T, Harvey P, editors. Cognition in schizophrenia: impairments, importance and treatment strategies. New York: Oxford University Press; 2000. p. 73-91.
53. Gourovitch ML, Goldberg TE, Weinberger DR. Verbal fluency deficits in patients with schizophrenia: semantic fluency is differentially impaired as compared with phonologic fluency. Neuropsychology. 1996;10:573-77.
54. Bokat CE, Goldberg TE. Letter and category fluency in schizophrenic patients: a meta-analysis. Schizophr Res. 2003;64:73-8.
55. Cadenhead KS, Braff DL. Information processing and attention in schizophrenia: clinical and functional correlates and treatment of cognitive impairment. In: Sharma T, Harvey P, editors. Cognition in schizophrenia: impairments, importance and treatment strategies. New York: Oxford University Press; 2000. p. 92-106.
56. Green MF. What are the functional consequences of neurocognitive deficits in schizophrenia? Am J Psychiatry. 1996;153:321-30.
57. Bryson G, Bell M, Kaplan E, Greig T. The functional consequences of memory impairments on initial work performance in people with schizophrenia. J Nerv Ment Dis. 1998;186(10):610-15.
58. Wykes T, Reeder C, Corner J, Williams C, Everitt B. The effects of neurocognitive remediation on executive processing in patients with schizophrenia. Schizophr Bull. 1999;25(2):291-307.
59. Green MF, Kern RS, Braff DL, Mintz J. Neurocognitive deficits and functional outcome in schizophrenia: are we measuring the "right stuff"? Schizophr Bull. 2000;26(1):119-36.
60. Green MF, Kern RS, Heaton RK. Longitudinal studies of cognition and functional outcome in schizophrenia: implications for MATRICS. Schizophr Res. 2004;72:41-51.
61. Reeder C, Smedley N, Butt K, Bogner D, Wykes T. Cognitive predictors of social functioning improvements following cognitive remediation for schizophrenia. Schizophr Bull. 2006;32 Suppl 1:S123-31.
62. López-Luengo B, Vásquez C. Effects of attention process training on cognitive functioning of schizophrenic patients. Psychiatry Res. 2003;119:41-53.

63. Monteiro LC, Louzã MR. Alterações cognitivas na esquizofrenia: consequências funcionais e abordagens terapêuticas. Rev Psiqu Clin. 2007;34 Supl 2:179-83.
64. Amador XF, Strauss DH, Yale SA, Gorman JM. Awareness of illness in schizophrenia. Schizophr Bull. 1991;17(1):113-32.
65. Choudhury S, Khess CRJ, Bhattacharyya R, Sanyal D. Insight in schizophrenia and its association with executive functions. Indian J Psychol Med. 2009;31(2):71-6.
66. Perlick DA, Rosenheck RA, Kaczynski R, Bingham S, Collins J. Association of symptomatology and cognitive deficits to functional capacity in schizophrenia. Schizophr Res. 2008;99:192-99.
67. Frith CD, Done DJ. Towards a neuropsychology of schizophrenia. Br J Psychiatry. 1988;153:437-43.
68. Strauss ME. Relations of symptoms to cognitive deficits in schizophrenia. Schizophr Bull. 1993;19(2):215-31.
69. Brébion G, Smith MJ, Amador X, Malaspina D, Gorman J. Clinical correlates of memory in schizophrenia: differential links between depression, positive and negative symptoms, and two types of memory impairment. Am J Psychiatry. 1997;154(11):1538-43.
70. O'Leary DS, Flaum M, Kesler ML, Flashman LA, Arndt S, Andreasen NC. Cognitive correlates of the negative, disorganized, and psychotic symptom dimensions of schizophrenia. J Neuropsychiatry Clin Neurosci. 2000;12:4-15.
71. Addington J. Cognitive functioning and negative symptoms in schizophrenia. In: Sharma T, Harvey P, editors. Cognition in schizophrenia: impairments, importance and treatment strategies. New York: Oxford University Press; 2000. p. 193-209.
72. Phillips ML, David AS. Cognitive impairments as causes of positive symptoms in schizophrenia. In: Sharma T, Harvey P, editors. Cognition in schizophrenia: impairments, importance and treatment strategies. New York: Oxford University Press; 2000. p. 210-28.
73. Jones PB, Buckley PF. Churchill's in clinical practice series: schizophrenia. Philadelphia: Elsevier; 2006.
74. Woodward ND, Purdon SE, Meltzer HY, Zald DH. A meta-analysis of neuropsychological change to clozapine, olanzapine, quetiapine and risperidone in schizophrenia. Int J Neuropsychopharmacol. 2005;8(3):457-72.
75. Harvey PD, Keefe RSE. Studies of cognitive change in patients with schizophrenia following novel antipsychotic treatment. Am J Psychiatry. 2001;158:176-84.
76. Elkis H. History and current definitions of treatment-resistant schizophrenia. Adv Biol Psychiatry. 2010;26:1-8.
77. Meltzer HY, Thompson PA, Lee MA, Ranjan R. Neuropsychologic deficits in schizophrenia: relation to social function and effect of antipsychotic drug treatment. Neuropsychopharmacology. 1996;14(3S):27S-33S.
78. Meltzer HY. Role of clozapine in treatment-resistant schizophrenia. Adv Biol Psychiatry. 2010;26:114-28.

79. Meltzer HY, McGurk, SR. The effects of clozapine, risperidone, and olanzapine on cognitive funcion in schizophrenia. Schizophr Bull. 1999;25(2):233-55.
80. Keefe RSE, Silva SG, Perkins DO, Lieberman JA. The effects of atypical antipsychotic drugs on neurocognitive impairment in schizophrenia: a review and meta-analysis. Schizophr Bull. 1999;25(2):201-22.
81. Liu SK, Chen WJ, Chang CJ, Lin HN. Effects of atypical neuroleptics on sustained attention deficits in schizophrenia: a trial of risperidone versus haloperidol. Neuropsychopharmacology. 2000;22(3):311-19.
82. Green MF, Marder SR, Glynn SM, McGurk SR, Wirshing WC, Wirshing DA, et al. The neurocognitive effects of low-dose haloperidol: a two year comparison with risperidone. Biol Psychiatry. 2002;51:972-78.
83. Mishara AL, Goldberg TE. A meta-analysis and critical review of the effects of conventional neuroleptic treatment on cognition in schizophrenia: opening a closed book. Biol Psychiatry. 2004;55(10):1013-22.
84. Wittorf A, Sickinger S, Wiedemann G, Klingberg S. Neurocognitive effects of atypical and conventional antipsychotic drugs in schizophrenia: a naturalistic 6-month follow-up study. Arch Clin Neuropsychol. 2008;23(3):271-82.
85. Wykes T, Reeder C, Landau S, Everitt B, Knapp M, Patel A, et al. Cognitive remediation therapy in schizophrenia: randomized controlled trial. Brit J Psychiatry. 2007;190:421-27.
86. Keefe RSE, Buchanan RW, Marder SR, Schooler NR, Dugar A, Zivkov M, et al. Clinical trials of potential cognitive-enhancing drugs in schizophrenia: what have we learned so far? Schizophr Bull. 2011.
87. Woodward ND, Meltzer HY. Neuropsychology of treatment-resistant schizophrenia. Adv BiolPsychiatry. 2010;26:33-51.
88. Green MF, Nuechterlein KH, Gold JM, Barch DM, Cohen J, Essock S, et al. Approaching a consensus cognitive battery for clinical trials in schizophrenia: the NIMH-MATRICS conference to select cognitive domains and test criteria. Biol Psychiatry. 2004;56:301-07.
89. Nuechterlein KH, Green MF, Kern RS, Baade LE, Barch DM, Cohen JD, et al. The MATRICS consensus cognitive battery, part 1: test selection, reliability and validity. Am J Psychiatry. 2008;165:203-13.
90. Kern RS, Nuechterlein KH, Green MF, Baade LE, Fenton WS, Gold JM, et al. The MATRICS consensus cognitive battery, part 2: co-norming and standardization. Am J Psychiatry. 2008;165:214-20.
91. Pontes LMM, Huber MMC. A reabilitação neuropsicológica sob a ótica da psicologia comportamental. Rev Psiq Clin. 2008;35(1):6-12.
92. Lovell MR, Starratt, C. Reabilitação cognitiva e terapia comportamental dos transtornos neuropsiquiátricos. In: Yudofsky SC, Hales RE, organizadores. Compêndio de neuropsiquiatria. Porto Alegre: Artmed; 1996.
93. Loring DW, editor. INS dictionary of neuropsychology. New York: Oxford University Press; 1999.
94. Twanley EW, Jeste DV, Bellack AS. A review of cognitive training in schizophrenia. Schizophr Bull. 2003;29(2):359-82.

95. D'Almeida A, Pinna D, Martins F, Siebra G, Moura I. Reabilitação cognitiva de pacientes com lesão cerebral adquirida. CienteFico. 2004; IV(I).
96. Wilson BA. Case studies in neuropsychological rehabilitation. Oxford: Oxford University Press; 1999.
97. Prigatano GP. Principles of neuropsychological rehabilitation. New York: Oxford University Press; 1999.
98. Heydebrand G. Issues in rehabilitation of cognitive deficits in schizophrenia: a critical review. Curr Psychiatry Rev. 2007;3(3):186-95.
99. De Vreese LP, Neri M, Fioravanti M, Belloi L, Zanetti O. Memory rehabilitation in alzheimer´s disease: a review of progress. Int J Geriatr Psychiatry. 2001;16:794-809.
100. Wilson BA, Herbert CM, Shiel A. Behavioural approaches in neuropsychological rehabilitation: optimizing rehabilitation procedures. New York: Psychology Press; 2003.
101. McMillan TM, Greenwood RJ. Model of rehabilitation programmer for the brain-injured adult: model services and suggestions for change in the UK. Clin Rehabil. 1993;7:346-55.
102. Medalia A, Choi J. Motivational enhancements in schizophrenia. In: Roder V, Medalia A, editors. Neurocognition and social cognition in schizophrenia patients: basic concepts and treatment. Basel: Karger; 2010. p. 158-72. v. 177.
103. Twanley EW, Savla GN, Zurhellen CH, Heaton RK, Jeste DV. Development and pilot testing of a novel compensatory cognitive training intervention for people with psychosis. Am J Psychiatr Rehabil. 2008;11:144-63.
104. Twanley EW, Zurhellen CH, Vella L. Compensatory cognitive training. In: Roder V, Medalia A, editors. Neurocognition and social cognition in schizophrenia patients: basic concepts and treatment. Basel: Karger; 2010. p. 50-60. v. 177.
105. Muller DR, Roder V. Integrated psychological therapy and integrated neurocognitive therapy. In: Roder V, Medalia A, editors. Neurocognition and social cognition in schizophrenia patients: basic concepts and treatment. Basel: Karger; 2010. p. 118-44. v. 177.
106. Medalia A, Mambrino E. An overview of the neuropsychological and educational approach to remediation. In: Roder V, Medalia A, editors. Neurocognition and social cognition in schizophrenia patients: basic concepts and treatment. Basel: Karger; 2010. p. 104-17. v. 177.
107. Roder V, Hulka L, Medalia A. Combined treatment approaches: overview and empirical results. In: Roder V, Medalia A, editors. Neurocognition and social cognition in schizophrenia patients: basic concepts and treatment. Basel: Karger; 2010. p. 85-103. v. 177.
108. Moritz S, Kerstan A, Veckenstedt R, Randjbar S, Vitzthum F, Schimdt C, Heise M, Woodward TS. Further evidence for the efficacy of a metacognitive group training in schizophrenia. Behav Res Ther. 2011;49(3):151-7.
109. Kirk J. Avaliação cognitivo-comportamental. In: Hawton K, Salkoviskis PM, Kirk J, Clark DM. Terapia cognitiva-comportamental para problemas psiquiátricos: um guia prático. São Paulo: Martins Fontes; 1997.

110. Weschler D. Weschler intelligence scale for children. 3rd ed. San Antonio: The Psychological Corporation; 1991.
111. Weschler D. Wechsler adult intelligence scale: revised. San Antonio: The Psychological Corporation; 1981.
112. Weschler D. Weschler abbreviated scale of Intelligence. San Antonio: The Psychological Corporation; 1999.
113. Tosi SMVD. TIG-NV teste de inteligência não-verbal: instrumentos para avaliação psicológica e neuropsicológica. São Paulo: Casa do Psicólogo; 2007.
114. Angelini ALA, Alves ICB, Custódio EM AE, Duarte WF, Duarte JLM. Matrizes progressivas coloridas de Raven-escala especial revista. São Paulo: CETEPP; 1999.
115. Spreen O, Strauss E. A compendium of neuropsychological tests: administration, norms and commentary. 2. ed. Oxford: Oxford University Press; 1998.
116. Stroop JR. Studies of interference in serial verbal reactions. J Exp Psychol. 1935;18:643-62.
117. Mesulam MM. Principles of behavioral neurology. Philadelphia: F. A. Davis; 1985.
118. Wilson BA, Cockburn J, Baddeley A. Manual do teste comportamental de memória de rivermead. Rio de Janeiro: Cognição; 1999.
119. Skinner BF. Ciência e comportamento humano. 10. ed. São Paulo: Martins Fontes; 1998.
120. Wykes T. Cognitive rehabilitation and remediation in schizophrenia. In: Sharma T, Harvey P, editors. Cognition in schizophrenia: impairments, importance and treatment strategies. New York: Oxford University Press; 2000. p. 92-106.
121. Colman AM. A dictionary of psychology. Oxford: Oxford University Press; 2009.
122. Wagner BR. The training of attending and abstracting responses in chronic schizophrenics. J Exp Res Personality. 1996;3:77-88.
123. Meichenbaum D, Cameron R. Training schizophrenics to talk to themselves: a means of developing attention controls. Behav Ther. 1973;4:515-34.
124. Penn DL, Mueser KT. Research update on the psychosocial treatment of schizophrenia. Am J Psychiatry. 1996;153:607-17.
125. Seltzer J, Cassens G, Ciocca C, O'Sullivan, L. Neuropsychological rehabilitation in the treatment of schizophrenia. Connecticut Medicine. 1997;61:597-608.
126. Wexler B, Bell MD. Cognitive remediation and vocational rehabilitation of schizophrenia. Schizophr Bull. 2005;31(4):931-41.
127. Suslow T, Schonauer K, Arolt V. Attention training in the cognitive rehabilitation of schizophrenic patients: a review of efficacy studies. Acta Psychiatri Scand. 2001;103(1):15-23.
128. Pilling S, Bebbington P, Kuipers E, Garety P, Geddes J, Martindale B, et al. Psychological treatments in schizophrenia II: meta-analyses of randomized controlled trials of social skills training and cognitive remediation. Psychol Med. 2002;32:783-91.

129. Roder V, Mueller DR, Mueser T, Brenner HD. Integrated Psychological Therapy (IPT) for schizophrenia: is it effective? Schizophr Bull. 2006;32 Suppl 1:S81-S93.
130. Velligan DI, Kern RS, Gold JM. Cognitive rehabilitation for schizophrenia and putative role of motivation and expectancies. Schizophr Bull. 2006;32(3):474-85.
131. Moritz S, Woodward TS. Metacognitive training in schizophrenia: from basic research to knowledge translation and intervention. Curr Opin Psychiatry. 2007;20:619-25.
132. Moritz S, Vitzthum F, Randjbar S, Veckenstedt R, Woodward TS. Detecting and defusing cognitive traps: metacognitive intervention in schizophrenia. Curr Opin Psychiatry. 2010;23:561-69.
133. Moritz S, Veckenstedt R, Randjbar S, Vitzthum F, Woodward TS. Antipsychotic treatment beyond antipsychotics: metacognitive intervention for schizophrenia patients improves delusional symptoms. Psychol Med. 2011; 41(9):1823-32.
134. Dixon LB, Dickerson F, Bellack AS, Bennet M, Dickinson D, Goldberg RW, et al. The 2009 schizophrenia PORT psychosocial treatment recommendations and summary statements. Schizophr Bull. 2010;36(1):48-70.
135. National Institute for Clinical Excellence. Schizophrenia. The NICE guideline on core interventions in the treatment and management of schizophrenia in adults in primary and secondary care. Updated edition. London: NICE; 2010.
136. Abrisqueta-Gomes J. Reabilitação neuropsicológica: o caminho das pedras. In: Abrisqueta-Gomes J, Santos FH. Reabilitação neuropsicológica: da teoria à prática. São Paulo: Artes Médicas; 2006.
137. Medalia A, Richardson R. What predicts a good response to cognitive remediation interventions? Schizophr Bull. 2005;31(4):942-53.
138. Barch DM. The relationships among cognition, motivation, and emotion in schizophrenia: how much and how little we know for people with serious mental illness. Schizophr Bull. 2005;31(4):875-81.
139. López-Luengo B, Vásquez C. Effects of a neuropsychological rehabilitation programme on schizophrenic patient's subjective perception of improvement. Neuropsychological Rehabilitation. 2005;15(5):605-18.
140. Pereira FS, Oliveira AM, Diniz BS, Forlenza OV, Yassuda MS. Cross cultural adaptation, reliability and validity of the DAFS-R in a sample of Brazilian older adults. Arch Clin Neuropsychol. 2010;25(4):335-43.
141. Handford M. Onde está Wally? São Paulo: Martins Fontes; 1987.
142. Handford M. Onde está Wally 2: um passeio na história. São Paulo: Martins Fontes; 1991.
143. Yassuda MS, Lasca VB, Néri AL. Meta-memória e auto-eficácia: um estudo de validação de instrumentos de pesquisa sobre memória e envelhecimento. Psicologia: reflexão e crítica. 2005;18(1):78-90.
144. Anthony WA. Recovery from mental illness: the guiding vision of the mental health service system in the 1990s. Psychosoc Rehabil J. 1993;16(4):11-23.

145. Weschler D. Wechsler memory scale: administration and scoring manual. 3rd ed. San Antonio: The Psychological Corporation; 1997.
146. National Institute for Clinical Excellence. Schizophrenia: full national clinical guideline on core interventions in primary and secondary care. London: NICE; 2002.

LEITURAS RECOMENDADAS

Bell MD, Bryson GJ, Greig TC, Fiszdon JM, Wexler BE. Neurocognitive enhancement therapy with work therapy: productivity outcomes at 6 and 12 month follow-ups. J Rehabil Res Dev. 2005;42(6):829-38.

Bell MD, Fiszdon JM, Greig T, Wexler B, Bryson G. Neurocognitive enhancement therapy with work therapy in schizophrenia: 6-month follow-up of neuropsychological performance. J Rehabil Res Dev. 2007;44(5):761-70.

Ben-Yishay Y, Rattok JA, Lakin P, Piasetsky E, Ross B, Silver S, et al. Neuropsychological rehabilitation: quest for a holistic approach. Semin Neurol. 1985;5:252-9.

Bjorklund DF, Miller PH, Coyle TR, Slawinski JL. Instructing children to use memory strategies: evidence of utilization deficiencies in memory training studies. Dev Rev. 1997;17:411-41.

Brewer WJ, Edwards J, Anderson V, Robinson T, Pantelis C. Neuropsychological, olfactory, and hygiene deficits in men with negative symptom schizophrenia. Biol Psychiatry. 1996;40(10):1021-31.

Chaves AC, Shirakawa I. Escala das síndromes negativa e positiva e seu uso no brasil. In: Gorenstein C, Andrade LHSG, Zuardi AW. Escalas de avaliação clínica em psiquiatria e psicofarmacologia. São Paulo: Lemos; 2000.

Demjaha A, MacCabe J H, Murray RM. How genes and environmental factors determine the different neurodevelopmental trajectories of schizophrenia and bipolar disorder. Schizophr Bull. 2012;38(2):209-14.

Greig TC, Zito W, Wexler BE, Fiszdon J, Bell MD. Improved cognitive function in schizophrenia after one year of cognitive training and vocational services. Schizophr Res. 2007;96(1-3):156-61.

Hodge MAR, Siciliano D, Withey P, Moss B, Moore G, Judd G, et al. A randomized controlled trial of cognitive remediation in schizophrenia. Schizophr Bull. 2010;36(2):419-27.

Hogarty GE, Greenwald DP, Eack SM. Durability and mechanism of effects of cognitive enhancement therapy. Psychiatr Serv. 2006;57:1751-57.

Kay SR, Fiszbein A, Opler LA. The Positive and Negative Syndrome Scale (PANSS) for schizophrenia. Schizophr Bull.1987;13(2):261-76.

Kern RS, Green MF, Mintz J, Liberman RP. Does "errorless learning" compensate for neurocognitive impairments in the work rehabilitation of persons with schizophrenia? Psychol Med. 2003;33:433-42.

Kern RS, Green MF, Mitchell S, Kopelowicz A, Mintz J, Liberman RP. Extensions of errorless learning for social problem-solving deficits in schizophrenia. Am J Psychiatry. 2005;162:513-19.

Kern RS, Liberman RP, Kopelowicz A, Mintz J, Green MF. Applications of errorless learning for improving work performance in persons with schizophrenia. Am J Psychiatry. 2002;159:1921-26.

Kurtz MM, Moberg PJ, Mozley LH, Swanson CL, Gur RC, Gur RE. Effectiveness of an attention and memory training program in neuropsychological deficits in schizophrenia. Neurorehabil Neural Repair. 2001;15:75-80.

Leucht S, Kane JM, Kissling W, Hamann J, Etschel E, Engel RR. What does the PANSS mean? Schizophr Res. 2005;79:231-38.

Liddle PF, Morris DL. Schizophrenic syndromes and frontal lobe performance. Brit J Psychiatry. 1991;158:340-45.

Medalia A, Aluma M, Tryon W, Merriam, AE. Effectiveness of attention training in schizophrenia. Schizophr Bull. 1998;24(1):147-52.

Medalia A, Revheim N, Casey M. The remediation of problem-solving skills in schizophrenia. Schizophr Bull. 2001;27(2):259-67.

Medalia A, Revheim N, Casey M. Remediation of problem-solving in schizophrenia: evidence of a persistent effect. Schizophr Res. 2002;57:165-71.

Menditto AA, Baldwin LJ, O'Neal LG. Beck NC. Social learning procedures for increasing attention and improving basic skills in severely regressed institutionalized patients. J Behav Ther Exp Psychiatry. 1991;22(4):265-69.

O'Carroll RE, Russell HH, Lawrie SM, Johstone EC. Errorless learning and the cognitive rehabilitation of memory-impaired schizophrenic patients. Psychol Med. 1999;29:105-12.

Patel A, Everitt B, Knapp M, Reeder C, Grant D, Ecker C, et al. Schizophrenia patients with Cognitive Deficits: factors associates with costs. Schizophr Bull. 2006;32(4):776-85.

Silverstein SM, Hatashita-Wong M, Solak BA, Uhlhaas P, Landa Y, Wilkniss SM, et al. Effectiveness of a two-phase cognitive rehabilitation intervention for severely impaired schizophrenia patients. Psychol Med. 2005;35:829-37.

Silverstein SM, Menditto AA, Stuve P. Shaping attention span: an operant conditioning procedure to improve neurocognition and functioning in schizophrenia. Schizophr Bull. 2001;27(2):247-57.

Silverstein SM, Pierce DL, Saytes M, Hems L, Schenkel L, Streaker N. Behavioral treatment of attentional dysfunction in chronic, treatment-refractory schizophrenia. Psychiatr Q. 1998;69(2):95-105.

Silverstein SM, Sapulding WD, Menditto AA, Savitz A, Liberman RP, Berten S, et al. Attention shaping: a reward-based learning method to enhance skills training outcomes in schizophrenia. Schizophr Bull. 2009;35(1):222-32.

Silverstein SM, Valone C, Jewell TC, Corry R, Nghiêm K, Saytes M, et al. Integrating shaping and skills training techniques in the treatment of chronic treatment refractory individuals with schizophrenia. Psychiatr Rehab Skills. 1999;3(1):41-58.

Spaulding WD, Reed D, Sullivan M, Richardson C, Weiler M. Effects of cognitive treatment in psychiatric rehabilitation. Schizophr Bull. 1999;25(4):657-76.

Spitzer M, Braun U, Maier S, Hermle L, Maher BA. Indirect semantic priming in schizophrenic patients. Schizo Res. 1993;11:71-80.

Velligan DI, Bow-Thomas CC, Huntzinger BA, Ritch J, Ledbetter N, Prihoda TJ, et al. A randomized controlled trial of the use of compensatory strategies to enhance adaptive functioning in outpatients with schizohrenia. Am J Psychiatry. 2000;157:1317-23.

Velligan DI, Diamond PM, Maples NJ, Mintz J, Li X, Glahn DC, et al. Comparing the efficacy of interventions the use environmental supports to improve outocomes in patients with schizophrenia. Schizophr Res. 2008;102(1-3):312-19.

Velligan DI, Diamond PM, Mintz J, Maples N, Li X, Zeber J, et al. The use of individually tailored environmental supports to improve medication adherence and outcomes in schizophrenia. Schizophr Bull. 2008;34(3):483-93.

Velligan DI, Mueller J, Wang M, Dicocco M, Diamond PM, Maples NJ, et al. Use of environmental supports among patients with schizophrenia. Psychiatr Serv. 2006;57(2):219-24.

Velligan DI, Prihoda TJ, Ritch JL, Maples N, Bow-Thomas C, Dassari A. A randomized single-blind pilot study of compensatory strategies in schizophrenia outpatients. Schizophr Bull. 2002;28(2):283-92.

Waters HS. Memory strategy development: do we need yet another deficiency? Child Dev. 2000;71(4):1004-12.

Wykes T, Newton E, Landau S, Rice C, Thompson N, Frangou S. Cognitive remediation therapy (CRT) for young early onset patients with schizophrenia: an exploratory randomized controlled trial. Schizophr Res. 2007;(94):221-30.

Wykes T, Reeder C, Wiliams C, Corner J, Rice C, Everitt B. Are the effects of cognitive remediation therapy (CRT) durable? Results from an exploratory trial in schizophrenia. Schizophr Res. 2003;61:163-74.

Índice

Instrução: as páginas seguidas pelas letras f, q e t correspondem aos termos que se encontram em figuras, quadros e tabelas, respectivamente. As páginas que são seguidas pela letra S e um número (como "103 S1") indicam as sessões de treinamento de atenção ou memória correspondentes e a página onde se encontram.

A

Alterações cognitivas, 23-29
 classificação dos principais
  déficits, 29t
 déficits adquiridos, 27
 déficits cognitivos característicos,
  27
 déficits estado-dependentes
  transitórios, 27
Alterações neuroanatômicas, 17
Atenção, 31
 treinamento de, 95-102, 103-119
  atenção alternada, 114 S7,
   115 S8, 117 S9, 118 S10
  atenção auditiva, 114 S7, 115
   S8, 117 S9, 118 S10
  atenção dividida, 112 S5, 113
   S6
  atenção seletiva auditiva, 106
   S3, 111 S4, 112 S5, 113
   S6
  atenção seletiva visual, 103
   S1, 105 S2
  atenção sustentada auditiva
   (concentração), 106 S3,
   111 S4, 112 S5, 113 S6
  atenção sustentada visual
   (concentração), 103 S1,
   105 S2

  atenção visual, 114 S7, 115
   S8
  atividades práticas e
   aplicação, 103-119
  controle inibitório, 103 S1,
   105 S2, 106 S3, 111 S4
  funções executivas
   (organização), 103 S1,
   105 S2
  motivação, 100
  mudança de foco (*shift*)
   atencional, 114 S7, 115
   S8, 117 S9, 118 S10
  rastreio visual, 103 S1, 105 S2
  sessão 1, 103
  sessão 2, 105
  sessão 3, 106
  sessão 4, 111
  sessão 5, 112
  sessão 6, 113
  sessão 7, 114
  sessão 8, 115
  sessão 9, 117
  sessão 10, 118
Atenção alternada (treinamento de
 atenção)
 sessão 7, 114
 sessão 8, 115
 sessão 9, 117
 sessão 10, 118

158 Índice

Atenção auditiva (treinamento de atenção)
sessão 7, 114
sessão 8, 115
sessão 9, 117
sessão 10, 118
Atenção dividida (treinamento de atenção)
sessão 5, 112
sessão 6, 113
Atenção seletiva auditiva (treinamento de atenção)
sessão 3, 106
sessão 4, 111
sessão 5, 112
sessão 6, 113
Atenção seletiva visual (treinamento de atenção)
sessão 1, 103
sessão 2, 105
Atenção sustentada auditiva (concentração, treinamento de atenção)
sessão 3, 106
sessão 4, 111
sessão 5, 112
sessão 6, 113
Atenção sustentada visual (concentração, treinamento de atenção)
sessão 1, 103
sessão 2, 105
Atenção visual (treinamento de atenção)
sessão 7, 114
sessão 8, 115
Atividades práticas e aplicação
atenção, 103-119
memória, 121-140
Avaliação
comportamental, 69
neuropsicológica, 67

C

Causas, 15
Cognição, 18
efeitos de antipsicóticos, 52
medicação e, 51-59
Considerações finais, 141-144
Controle inibitório (treinamento de atenção)
sessão 1, 103
sessão 2, 105
sessão 3, 106
sessão 4, 111

D

Déficits cognitivos
atenção, 31
característicos, 27
classificação dos principais, 29t
estado-dependentes transitórios, 27
memória, 33
prejuízos funcionais e, 37-49
relação com os sintomas da esquizofrenia, 43

F

Funções executivas (organização, treinamento de atenção)
sessão 1, 103
sessão 2, 105

I

Introdução, 13-21

M

Medicação e cognição, 51-59
antipsicóticos de primeira geração, 52
antipsicóticos de segunda geração, 52

Índice **159**

antipsicóticos de segunda
geração e efeitos
positivos sobre os
domínios cognitivos, 56t
bateria cognitiva MATRICS, 59t
Memória, 33
aquisição, 33
armazenamento, 33
recuperação, 33
treinamento de, 95-102, 121-140
atividades práticas e
aplicação, 121-140
memória verbal imediata, 121
S11, 123 S12, 135 S19,
139 S20
memória verbal tardia, 121
S11, 123 S12, 135 S19,
139 S20
memória visual imediata, 124
S13, 125 S14, 126 S15,
128 S16, 129 S17, 130
S18, 135 S19, 139 S20
memória visual tardia, 124
S13, 125 S14, 126 S15,
128 S16, 129 S17, 130
S18, 135 S19, 139 S20
motivação, 100
sessão 11, 121
sessão 12, 123
sessão 13, 124
sessão 14, 125
sessão 15, 126
sessão 16, 128
sessão 17, 129
sessão 18, 130
sessão 19, 135
sessão 20, 139
Memória verbal imediata
(treinamento de
memória)
sessão 11, 121
sessão 12, 123
sessão 19, 135

sessão 20, 139
Memória verbal tardia (treinamento
de memória)
sessão 11, 121
sessão 12, 123
sessão 19, 135
sessão 20, 139
Memória visual imediata
(treinamento de
memória)
sessão 13, 124
sessão 14, 125
sessão 15, 126
sessão 16, 128
sessão 17, 129
sessão 18, 130
sessão 19, 135
sessão 20, 139
Memória visual tardia (treinamento
de memória)
sessão 13, 124
sessão 14, 125
sessão 15, 126
sessão 16, 128
sessão 17, 129
sessão 18, 130
sessão 19, 135
sessão 20, 139
Mudança de foco (*shift*) atencional
(treinamento de
atenção)
sessão 7, 114
sessão 8, 115
sessão 9, 117
sessão 10, 118

P

Prejuízos funcionais, 37-49
correlatos cognitivos, 40t
relação entre os déficits
cognitivos e os sintomas
da esquizofrenia, 43

160 Índice

R

Rastreio visual (treinamento de atenção)
  sessão 1, 103
  sessão 2, 105
Reabilitação neuropsicológica, 79-93
  fatores intervenientes, 89
  história, 80
  pesquisas recentes, 83
  questões metodológicas, 81
  resultados, avaliação dos, 89

T

Tratamento, 19
Treino cognitivo, 61-77
  abordagem holística, 64
  abordagens combinadas, 64
  abordagens para reabilitação neuropsicológica e cognitiva, 65f
  aceitação, 66
  ajustamento, 66
  autonomia, 66
  avaliação comportamental, 69
  avaliação neuropsicológica, 67
  compensação, 66
  conscientização, 65
  preparação do programa, 66
  programa de reabilitação, 72
  resultados, apresentação dos, 72
  re-treino cognitivo, 63
  teoria neuropsicológica cognitiva, 64
  testes neuropsicológicos e funções cognitivas que avaliam, 70t